AIDE-MÉMOIRE

D'ANATOMIE

Paris. — Imp. G. Rougier et Cie, 1, rue Cassette.

AIDE-MÉMOIRE

D'ANATOMIE

MUSCLES, LIGAMENTS, VAISSEAUX, NERFS

PAR

Alexis JULIEN

RÉPÉTITEUR D'ANATOMIE

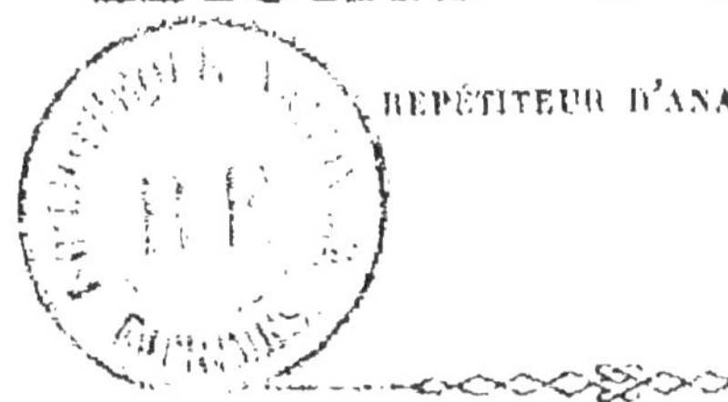

PARIS

OCTAVE DOIN, ÉDITEUR

8, PLACE DE L'ODÉON, 8

1885

INTRODUCTION

Ce petit livre, fruit d'une expérience, déjà longue, de l'enseignement de l'anatomie, s'adresse non seulement à ceux qui ont pratiqué ou qui pratiquent cette science dans les amphithéâtres, mais encore à ceux qui veulent se préparer à la dissection par une connaissance préalable, sérieuse et approfondie du squelette. Quant aux candidats au deuxième examen du doctorat en médecine, ils trouveront, dans ce volume, condensés en quelques pages, les points essentiels de la *Myologie*, de l'*Arthrologie*, de l'*Angiologie* et de la *Névrologie*, et, dans nos tableaux, un auxiliaire de la mémoire.

La première partie de ce travail, ayant pour but de réduire l'étude des muscles et des ligaments à celle du squelette, pourrait s'intituler: *De l'Ostéologie au point de vue des insertions musculaires et ligamenteuses.* Elle doit être méditée les os à la main.

Après avoir énuméré les diverses pièces du *Squelette*, et les organes constituant les différentes *Régions musculaires*, nous abordons les *Insertions musculaires*. Étant donné un os, l'*humérus*, par exemple, ou une région osseuse, comme le *carpe*, tous les muscles qui s'y attachent sont présentés dans un ordre anatomique rationnel, c'est-à-dire dans l'ordre commandé par les connexions. En même temps les insertions de chacun de ces organes sur cet os ou sur cette région osseuse se trouvent décrites d'une façon complète et précise.

Toutes les pièces ou régions du squelette passées en revue, quatre tableaux parallèliques montrent l'ensemble des muscles insérés sur chacun des quatre grands segments du corps (*Membre thoracique*, *Membre abdominal*, *Tronc*, *Tête*). Dans ces tableaux, les muscles prenant insertion sur un même os ou sur une même région osseuse sont inscrits dans une même colonne verticale, et, lorsqu'un muscle s'insère sur deux ou plusieurs pièces ou régions différentes, son nom se trouve répété autant de fois sur une même ligne horizontale, au-dessous du nom de chacune de ces pièces ou régions.

Les muscles rattachant entre eux les grands segments du squelette sont réunis en un tableau complémentaire.

Comme la nomenclature de CHAUSSIER offre le précieux avantage de résumer fidèlement les insertions principales de chaque muscle, nous avons cru bon de la mettre à la suite de nos tableaux de myologie, en regard de la nomenclature usuelle disposée par ordre alphabétique.

Pour les *Ligaments*, nous avons dû nous contenter de donner leurs insertions sur chaque pièce ou région osseuse. Toutefois, au lieu de les étudier d'après ce qu'on pourrait appeler la méthode antithétique, nous avons cru préférable de les décrire en suivant le pourtour des surfaces articulaires. A l'articulation du *coude*, par exemple, ayant commencé par le ligament postérieur, nous avons continué par le postéro-interne, l'antéro-interne, l'antérieur, l'antéro-externe, et fini par le postéro-externe.

Un tableau comparatif fait connaître l'ensemble des articulations et le genre auquel chacune d'elles appartient, d'après la classification de M. le professeur SAPPEY, auteur que, du reste, nous avons scrupuleusement suivi dans la description des insertions ligamenteuses.

Quelques tableaux, très succincts, contiennent les *Artères* principales, ainsi que les branches secondaires et tertiaires qui en dépendent.

De même pour les *Veines*.

Un tableau général résume l'ensemble des ganglions *Lymphatiques* et des vaisseaux qu'ils reçoivent.

En ce qui concerne les *Nerfs*, nous avons été surtout préoccupé des rameaux qu'ils fournissent aux muscles; aussi, après les avoir exposés en détail, les avons-nous groupés en trois tableaux synoptiques.

Une étude spéciale et comparative des ganglions placés sur le trajet des branches du *Trijumeau* a été faite, en un tableau placé à la suite du *Grand Sympathique*.

Les origines apparentes des *Nerfs Crâniens*, les circonvolutions principales du *Cerveau*, et les scissures qui les limitent, ont été rappelées d'une façon rapide, mais suffisante.

Enfin, notre travail se termine par l'exposé des *Trous et canaux de la tête* et des organes (muscles, ligaments, nerfs, vaisseaux) qui les traversent. A la place d'une simple énumération, lorsqu'un organe était cité pour la première fois, son origine (nerfs, artères) ou sa terminaison (veines) a toujours été indiquée.

Nous avons été conduit, non sans de nombreux tâtonnements, à la *méthode* que nous venons d'esquisser à grands traits. Les résultats qu'elle nous a donnés, depuis que nous l'appliquons à l'enseignement de l'anatomie, nous permettent d'espérer qu'elle ne sera pas inutile au public spécial auquel nous la présentons.

Alexis JULIEN.

Paris, le 15 Juin 1885.

SQUELETTE

MEMBRE THORACIQUE

(32 *os*).

ÉPAULE . . . . { Clavicule. Scapulum.

BRAS . . . . Humérus.

AVANT-BRAS . . . . { Radius. Cubitus.

MAIN . . . .
- **Carpe** . . . .
  - 1re *rangée* : Scaphoïde. Semi-lunaire. Pyramidal. Pisiforme.
  - 2e *rangée* : Trapèze. Trapézoïde. Grand os. Os crochu.
- **Métacarpe** . . . . Cinq métacarpiens.
- **Doigts** (cinq) . . . . . . { 1er ou pouce (deux phalanges). 2e, 3e, 4e, 5e doigts (trois phalanges).

NOTA. — Le Squelette comprend 215 os : 87 pairs et 41 impairs.

MEMBRE ABDOMINAL

(31 *os*).

- **BASSIN** . . . .
  - Coxal (*ilion, pubis, ischion*).
- **CUISSE**. . . . .
  - Fémur.
  - Rotule.
- **JAMBE** . . . .
  - Tibia.
  - Péroné.
- **PIED** . . . .
  - **Tarse** . . . .
    - 1re *rangée* :
      - Astragale.
      - Calcanéum.
    - 2e *rangée* :
      - 1er cunéiforme.
      - 2e cunéiforme.
      - 3e cunéiforme.
      - Cuboïde.
    - *Entre les 2 rangées* :
      - Scaphoïde.
  - **Métatarse** . . . .
    - Cinq métatarsiens.
  - **Ortoils (cinq)**. . . . . . .
    - 1er orteil (deux phalanges).
    - 2e, 3e, 4e, 5e orteils (trois phalanges).

TRONC

(58 *os*).

STERNUM (*trois pièces*). . { Poignée.
Corps.
Appendice xiphoïde.

ARCS CHONDRO-COSTAUX (12 *côtes et cartilages*) . . { Sept sternaux.
Cinq asternaux (les deux derniers flottants).

COLONNE VERTÉBRALE (33 *vertèbres*). . . . . . . { Sept cervicales.
Douze dorsales.
Cinq lombaires.
Cinq sacrées (soudées et formant le *Sacrum*).
Quatre coccygiennes (soudées et formant le *Coccyx*).

TÊTE

(31 *os*).

CRANE	1 Occipital. 2 Sphénoïde. 3 Ethmoïde. 4 Frontal. 5-6 Pariétal. 7-8 Temporal.
ARC MAXILLO-PALATIN ET SES DÉPENDANCES (*portion fixe de la face*):	1-2 Maxillaire supérieur. 3-4 Palatin. 5-6 Jugal (*Malaire*). 7-8 Nasal. 9-10 Lacrymal (*Unguis*). 11-12 Cornet inférieur. 13 Vomer.
ARC MANDIBULAIRE..	1 Maxillaire inférieur.

Os ne donnant insertion

MEMBRE THORACIQUE	MEMBRE ABDOMINAL
Semi-lunaire. Pyramidal.	Astragale.

TÊTE

(suite).

OSSELETS DE L'OREILLE MOYENNE :	1 Marteau. 2 Enclume. 3 Lenticulaire. 4 Étrier.	L'apophyse styloïde du temporal et les quatre osselets sont des dépendances des arcs mandibulaire et hyoïdien.
ARC HYOÏDIEN *(Os Hyoïde)* :	1 Corps. 2-3 Petites cornes. 4-5 Grandes cornes.	
LARYNX *(cartilages)* :	1 Thyroïde. 2 Cricoïde. 3-4 Aryténoïde. 5 Épiglotte.	

à aucun muscle.

TRONC	TÊTE
—	—
	Ethmoïde. Cornet infér. Vomer. Enclume Lenticulaire.

PARALLÈLE DES MEMBRES THORACIQUES ET ABDOMINAUX

			Membre thoracique	Membre abdominal			
ÉPAULE			*a.* Clavicule (1). *b.* Scapulum.	*b.* Coxal.			BASSIN
BRAS			*c.* Humérus (2).	*c.* Fémur. *d.* Rotule (3).			CUISSE
AVANT-BRAS			*e.* Radius. *f.* Cubitus.	*e.* Tibia. *f.* Péroné.			JAMBE
MAIN	Carpe	*1re rangée.*	*g.* Scaphoïde. *h.* Semi-lunaire. *i.* Pyramidal. *j.* Pisiforme.	*g. h.* Astragale. *i. j.* Calcanéum.	*1re rangée.*	Tarse	PIED
		2e rangée.	*k.* Trapèze. *l.* Trapézoïde. *m. n.* Grand os. *o.* Os crochu.	*k.* 1er cunéif. *l.* 2e cunéif. *m.* 3e cunéif. *n.* Scaphoïde. *o.* Cuboïde.	*2e rangée.*		
	Métacarpe		*p.* Cinq métacarpiens.	*p.* Cinq métatarsiens.		Métatarse	
	Doigts		*q.* Cinq doigts.	*q.* Cinq orteils.		Orteils	

(1) La clavicule n'est pas représentée au bassin.
Pour la comparaison des ceintures scapulaire et pelvienne, consulter le beau travail de M. le professeur A. Sabatier (*Mémoires de l'Académie des Sciences et Lettres* de Montpellier, 1880).

(2) Pour la comparaison de l'humérus et du fémur, du radius et du tibia, du cubitus et du péroné, voir notre mémoire sur l'*Homotypie des membres thoraciques et abdominaux* (Congrès international d'anthropologie de 1878, séance du 21 août, et *Revue d'anthropologie* de Paul Broca, nº du 15 janvier 1879.)

(3) La rotule n'est pas représentée au bras.

RÉGIONS MUSCULAIRES

MEMBRE THORACIQUE

(49 *muscles*).

ÉPAULE (6 *muscles*).

1 Deltoïde.
2 Sus-épineux.
3 Sous-épineux.
4 Petit rond.
5 Grand rond.
6 Sous-scapulaire.

BRAS (4 *muscles*).

Région antérieure
(3 *muscles*).

1 Coraco-brachial.
2 Biceps brachial.
3 Brachial antérieur.

Région postérieure
(1 *muscle*).

1 Triceps brachial.

AVANT-BRAS (20 *muscles*).

Région antérieure
(8 *muscles*).

1 Rond pronateur.
2 Grand palmaire.
3 Petit palmaire.
4 Cubital antérieur.
5 Fléchisseur superficiel des doigts.
6 Fléchisseur profond des doigts.
7 Long fléchisseur du pouce.
8 Carré pronateur.

Région externe
(4 *muscles*).

1 Long supinateur.
2 1er radial externe.
3 2e radial externe.
4 Court supinateur.

Région postérieure
(8 *muscles*).

1 Extenseur des doigts.
2 Extenseur du petit doigt.
3 Cubital postérieur.
4 Anconé.
5 Long abducteur du pouce.
6 Court extenseur du pouce.
7 Long extenseur du pouce.
8 Extenseur de l'index.

MEMBRE THORACIQUE

(suite).

MAIN (19 *muscles*).

R. **externe** (Thénar) (4 *muscles*).	R. **interne** (Hypothénar) (4 *muscles*).	R. **moyenne** (11 *muscles*).
	1 Palmaire cutané	
1 Court abducteur du pouce.	2 Abducteur du petit doigt.	
2 Court fléchisseur du pouce.	3 Fléchisseur du petit doigt.	1 Quatre Interosseux dorsaux.
3 Opposant du pouce.	4 Opposant du petit doigt.	
4 Adducteur du pouce. . . .	. . . .	2 Trois Interosseux palmaires.
		3 Quatre Lombricaux.

NOTA. — L'Homme possède 550 muscles : 270 pairs et 10 impairs. Ces derniers dépendent du tronc et de la tête. Ils sont écrits en italique.

MEMBRE ABDOMINAL

(53 *muscles*).

BASSIN (10 *muscles*).

1 Grand fessier.
2 Moyen fessier.
3 Petit fessier.
4 Pyramidal du bassin.
5 Jumeau supérieur.
6 Obturateur interne.
7 Jumeau inférieur.
8 Obturateur externe.
9 Carré crural.
10 Iliaque.

CUISSE (11 *muscles*).

Région postérieure (3 *muscles*).

1 Biceps crural.
2 Demi-tendineux.
3 Demi-membraneux.

Région antéro-externe (3 *muscles*).

1 Tenseur du fascia lata.
2 Couturier.
3 Triceps crural.

Région interne (5 *muscles*).

1 Droit interne de la cuisse.
2 Pectiné.
3 1er adducteur (*moy.*).
4 2e adducteur (*petit*).
5 3e adducteur (*grand*).

JAMBE (12 *muscles*).

Région postérieure (6 *muscles*).

1 Triceps sural.
2 Plantaire grêle.
3 Poplité.
4 Long fléchisseur des orteils.
5 Long fléchisseur du gros orteil.
6 Jambier postérieur.

Région externe (2 *muscles*).

1 Long péronier latéral.
2 Court péronier latéral.

Région antérieure (4 *muscles*).

1 Péronier antérieur.
2 Extenseur des orteils.
3 Extenseur du gros orteil.
4 Jambier antérieur.

MEMBRE ABDOMINAL

(suite).

PIED (20 *muscles*).

Région dorsale (1 *muscle*).

1 Pédieux.

Région plantaire (19 *muscles*).

a. **Région moyenne** (13 *muscles*).	*b*. **Région interne** (4 *muscles*).	*c*. **Région externe** (2 *muscles*).
1 Court fléchisseur des orteils. 2 Accessoire du long fléchisseur des orteils. 3 Quatre Lombricaux.		
4 Quatre Interosseux dorsaux.	1 Abducteur du gros orteil. 2 Court fléchisseur du gros orteil.	1 Abducteur du petit orteil. 2 Fléchisseur du petit orteil.
5 Trois Interosseux plantaires.	3 Adducteur oblique du gros orteil. 4 Adducteur transverse du gros orteil.	

TRONC

(115 *muscles*).

Région postérieure du tronc et du cou

(23 *muscles*).

1 Trapèze.
2 Grand dorsal.
3 Rhomboïde.
4 Angulaire.
5 Petit dentelé postéro-inférieur.
6 Petit dentelé postéro-supérieur.
7 Splénius.
8 Grand complexus.
9 Transversaire du cou.
10 Petit complexus.
11 Six Intercép. du cou.
12 Grand droit postérieur.
13 Petit droit postérieur.
14 Oblique du cou (*Grand* ou *Inférieur*).
15 Oblique de la tête (*Petit* ou *Supérieur*).
16 Sacro-lombaire.
17 Long dorsal.
18 Transversaire épineux.

Abdomen

(14 *muscles*).

1 Grand oblique de l'abdomen.
2 Petit oblique de l'abdomen.
3 Transverse de l'abdomen.
4 Grand droit de l'abdomen.
5 Pyramidal de l'abdomen.
6 *Diaphragme*.
7 Grand psoas.
8 Petit psoas.
9 Carré des lombes.
10 Cinq Intertransversaires des lombes.

Thorax

(44 *muscles*).

1 Grand pectoral.
2 Petit pectoral.
3 Sous-clavier.
4 Grand dentelé.
5 Douze Surcostaux.
6 Onze Intercostaux externes.
7 Onze Intercostaux internes.
8 Cinq Sous-costaux.
9 Triangulaire du sternum.

Périnée (7 *muscles*).

1 Ischio-coccygien.
2 Ischio-caverneux.
3 *Bulbo-caverneux*.
4 Transverse superficiel.
5 Transverse profond.
6 *Sphincter externe*.
7 Releveur de l'anus

TRONC

(suite).

Région cervicale superficielle

(2 *muscles*).

1 Peaucier.
2 Sterno-cléido-mastoïdien.

Région sous-hyoïdienne

(4 *muscles*).

1 Scapulo-hyoïdien.
2 Sterno-cléido-hyoïdien.
3 Sterno-thyroïdien.
4 Thyro-hyoïdien.

Région sus-hyoïdienne

(4 *muscles*).

1 Digastrique.
2 Stylo-hyoïdien.
3 *Mylo-hyoïdien.*
4 Génio-hyoïdien.

Région cervicale profonde

(17 *muscles*).

1 Long du cou.
2 Grand droit antérieur de la tête.
3 Petit droit antérieur.
4 Droit latéral.
5 Scalène antérieur.
6 Scalène postérieur.
7 Onze Intertransversaires du cou (5 *antérieurs*, 6 *postérieurs*).

TÊTE

(63 *muscles*).

Crâne

(7 *muscles*)

1 Occipital.
2 Auriculaire postérieur.
3 Auriculaire supérieur
4 Auriculaire antérieur.
5 Temporal superficiel.
6 Frontal.
7 Pyramidal de la face.

Sourcil et paupières

(2 *muscles*).

1 Sourcilier.
2 Orbiculaire palpébral.

Nez

(3 *muscles*).

1 Transverse du nez.
2 Dilatateur du nez.
3 Myrtiforme.

Bouche

(12 *muscles*).

1 Grand zygomatique.
2 Petit zygomatique.
3 Releveur naso-labial superficiel.
4 Releveur naso-labial profond.
5 Canin.
6 Buccinateur.
7 *Orbiculaire des lèvres.*
8 Triangulaire des lèvres.
9 Carré du menton.
10 Houppe du menton.
11 *Transverse du menton.*
12 Risorius de Santorini.

Régions temporo et ptérygo-maxillaires

(4 *muscles*).

1 Masséter.
2 Temporal.
3 Ptérygoïdien externe.
4 Ptérygoïdien interne.

TÊTE

(suite).

Œil

(7 *muscles*).

1 Releveur palpébral.
2 Grand oblique de l'œil (*Supérieur*).
3 Petit oblique de l'œil (*Inférieur*).
4 Droit supérieur.
5 Droit externe.
6 Droit inférieur.
7 Droit interne.

Oreille moyenne

(2 *muscles*).

1 Muscle du marteau.
2 Muscle de l'étrier.

Langue

(10 *muscles*).

1 Stylo-glosse.
2 Hyo-glosse.
3 Génio-glosse.
4 Staphylo-glosse.
5 Pharyngo-glosse.
6 Amygdalo-glosse.
7 Lingual inférieur.
8 Lingual supérieur.
9 Lingual transverse.
10 Lingual vertical.

Voile du palais

(5 *muscles*).

1 Occipito-staphylin.
2 Péristaphylin int.
3 Péristaphylin ext.
4 Palato-staphylin.
5 Pharyngo-staphylin.

Pharynx

(4 *muscles*).

1 Stylo-pharyngien.
2 *Constricteur supérieur du pharynx*.
3 *Constricteur moyen.*
4 *Constricteur inférieur.*

Larynx

(5 *muscles*).

1 *Aryténoïdien.*
2 Crico-aryténoïdien postérieur.
3 Crico-aryténoïdien latéral.
4 Thyro-aryténoïdien.
5 Crico-thyroïdien.

INSERTIONS MUSCULAIRES

MEMBRE THORACIQUE

CLAVICULE (6 *muscles*).

1 **Grand pectoral.**	2/3 *internes,*	Bord antérieur.
2 **Deltoïde. . . .**	1/3 *externe,*	Bord antérieur ; face supérieure, part. antérieure.
3 **Trapèze . . . .**	1/3 *externe,*	Bord postérieur ; face supérieure, part. postérieure.
4 **Sterno-cléido-mastoïdien . .**	1/4 *interne,*	Face supérieure.
5 **Sterno-cléido-hyoïdien . . . .**	*Extrémité int.,*	Partie postérieure.
6 **Sous-clavier. .**	*Face infér.,*	Dépression longitudinale.

SCAPULUM ou OMOPLATE (16 *muscles*).

1 **Trapèze. . . .**	*Acromion,*	Bord supérieur, partie non articulaire.
	Épine.	Bord postérieur, lèvre supérieure; interstice, partie supérieure.
2 **Deltoïde . . .**	*Acromion,*	Bord inférieur ; face superficielle, partie inférieure.
	Épine,	Bord postérieur, lèvre inférieure.
3 **Scapulo-hyoïdien** (*Omo-hyoïdien*).	*Bord supérieur,*	En dedans de l'échancrure coracoïdienne.
4 **Angulaire . .**	*Bord postérieur,*	De l'angle sup. à l'origine de l'épine, interstice.
5 **Rhomboïde. .**	*Bord postérieur,*	De l'origine de l'épine à l'angle inf., interstice.

6 **Grand dentelé.**	*Bord postérieur,*	Étendue entière, interstice, en avant des deux précédents. Face profonde, au niveau des angles supérieur et inférieur et de l'origine de l'épine.
7 **Petit pectoral.**	*Ap. coracoïde,*	Bord interne, près du sommet.
8 **Coraco - brachial. . . .**	*Ap. coracoïde,*	Sommet, partie interne.
9 **Biceps brachial.**		
a. *Courte p. . .*	*Ap. coracoïde,*	Sommet, partie externe.
b. *Longue p. .*	*Cav. glénoïde,*	Sommet.
10 **Triceps brachial.**		
Longue p. . .	*Cav. glénoïde,*	Base, empreinte rugueuse triangulaire à sommet inférieur.
11 **Sous - scapulaire. . . . .**	*Fosse sous-scapulaire,*	2/3 internes, sauf au niveau des angles supérieur et inférieur, et de l'origine de l'épine.
12 **Sus-épineux. .**	*Fosse sus-épineuse,*	2/3 internes.
13 **Sous-épineux.**	*Fosse sous-épineuse,*	2/3 internes.
14 **Petit rond. . .**	*Fosse sous-épineuse,*	Petite surface triangulaire en dehors du précédent.
15 **Grand rond. .**	*Fosse sous-épineuse,*	Angle inférieur, surface quadrilatère.
16 **Grand dorsal.**	*Fosse sous-épineuse,*	Angle inférieur.

HUMÉRUS (24 *muscles*).

1 **Petit rond.** . .	*Face poster.,*	Partie supérieure.
	Grosse tubérosité,	Facette inférieure.
2 **Sous-épineux.**	*Gr. tubérosité,*	Facette moyenne.
3 **Sus-épineux.** .	*Gr. tubérosité,*	Facette supérieure.
4 **Sous-scapulaire** .	*Petite tubér.*	
	Coulisse bicipitale,	Lèvre interne, partie supérieure.
5 **Grand rond.** .	*Coulisse bic.,*	Lèvre interne, au-dessous du précédent.
6 **Grand dorsal.**	*Coulisse bic.,*	Fond.
7 **Grand pectoral.** . . .	*Coulisse bic.,*	Lèvre externe.
8 **Deltoïde.** . .	*Face externe,*	Empreinte deltoïdienne, en forme de V.
9 **Coraco-brachial.**	*Face interne,*	Ligne oblique allant de la lèvre interne de la coulisse bicipitale au bord interne de l'os (réunion des 1/3 supérieur et moyen).
10 **Brachial antérieur** . . .	*Faces interne et externe,*	Au-dessous des deux précédents.
11 **Triceps brachial.**		
a. *Vaste externe.*	*Face poster.,*	Au-dessus et en dehors de la gouttière radiale.
b. *Vaste interne.*	*Face poster.,*	Au-dessous et en dedans de la gouttière radiale.

12 **Long supinateur**	*Bord externe,*	Au-dessous de la gouttière de torsion, sur une étendue de 4 centimètres.
13 **1er Radial externe**.	*Bord externe,*	Entre le précédent et l'épicondyle, sur une étendue de 2 centimètres.
14 **2e Radial externe**.	*Épicondyle.*	6 MUSCLES ÉPICONDYLIENS.
15 **Court supinateur**.	*Épicondyle.*	
16 **Extenseur des doigts**.	*Épicondyle.*	
17 **Extenseur du petit doigt**. .	*Épicondyle.*	
18 **Cubital postérieur**.	*Épicondyle.*	
19 **Anconé**. . .	*Épicondyle.*	
20 **Rond pronateur**.	*Bord interne.*	Partie inférieure.
	Épitrochlée.	5 MUSCLES ÉPITROCHLÉENS.
21 **Grand palmaire**.	*Épitrochlée.*	
22 **Petit palmaire**.	*Épitrochlée.*	
23 **Cubital antérieur**.	*Épitrochlée.*	
24 **Fléchisseur superficiel des doigts**.	*Épitrochlée.*	

CUBITUS (14 *muscles*).

1 **Triceps brachial**	*Olécrâne,*	Face supérieure, en arrière du bec.
2 **Brachial antérieur**	*Ap. coronoïde,*	Empreinte rugueuse antér.
3 **Rond pronateur**	*Ap. coronoïde,*	Partie antéro-interne.
4 **Cubital antérieur**	*Olécrâne.*	Bord interne, partie inférieure.
	Bord postér.,	1/3 moyen, interstice.
5 **Fléchisseur superficiel des doigts**	*Ap. coronoïde,*	Partie interne.
6 **Fléchisseur profond des doigts**	*Ap. coronoïde.*	Parties interne et externe.
	Faces interne et antérieure,	4/5 supérieurs.
7 **Carré pronateur**	*Face antér.,*	1/5 inférieur.
8 **Court supinateur**	*Ligne oblique*	Limitant inférᵗ l'anconé.
	Bord externe,	Partie la plus élevée.
	Surface triangulaire	Sous-jac. à pᵗᵉ cav. sigm.
9 **Cubital postérieur**	*Face postér.,*	2/3 internes.
10 **Anconé**	*Olécrâne,*	Bord externe.
	Face postér.,	1/5 supérieur, surface triangulaire au-dessus du précédent.
11 **Long abducteur du pouce.**	*Face postér.,*	1/3 externe, au-dessous du précédent.
12 **Court extenseur du pouce.**	*Bord externe,*	Lèvre postérieure, au-dessous du précédent.

13 **Long extenseur du pouce.**	*Face postér.*,	1/3 externe, au-dessous du long abducteur du pouce.
14 **Extenseur de l'index . . . .**	*Face postér.*,	1/3 externe, au-dessous du précédent.

RADIUS (10 *muscles*).

1 **Biceps brachial . . . . .**	*Tub. bicipitale*,	1/2 postérieure.
2 **Rond pronateur. . . . . .**	*Face externe*,	Partie moyenne, empreinte rugueuse.
3 **Fléchisseur superficiel des doigts. . . .**	*Ligne oblique*,	Interstice.
	Bord antér.,	1/3 moyen.
4 **Fléchisseur profond des doigts . . . . .**	*Face antér.*,	P. interne, au-dessous de la tubérosité bicipitale.
5 **Long fléchisseur du pouce.**	*Ligne oblique*,	Lèvre inférieure.
	Face antér.,	Partie sus-jacente au 1/5e inférieur.
6 **Carré pronateur. . . . . .**	*Face antér.*	1/5e inférieur.
7 **Long supinateur. . . . . .**	*Ap. styloïde.*,	Gouttière.
8 **Court supinateur. . . . . .**	*Col.*	
	Faces postér. et externe,	1/3 supérieur.
	Ligne oblique,	Lèvre supérieure.
9 **Long abducteur du pouce.**	*Face postér.*,	1/3 moyen.
10 **Court extenseur du pouce.**	*Face postér.*,	Au-dessous du précédent.

CARPE (11 *muscles*).

1 **Long abducteur du pouce.**	*Trapèze.*	
2 **Cubital antérieur . . . . .**	*Pisiforme,*	Partie antéro-inférieure.
3 **Petit palmaire.**	*L^t annulaire antérieur du carpe.*	
4 **Court abducteur du pouce.**	*Scaphoïde,*	Apophyse, en dedans de la coulisse du grand palmaire.
	Trapèze.	Face palmaire, partie interne.
5 **Court fléchisseur du pouce.**	*Trapèze.*	Face palmaire. partie interne, au-dessous du précédent.
6 **Opposant du pouce. . . . .**	*Trapèze.*	Face palmaire, partie interne, au-dessus du précédent.
7 **Abducteur du petit doigt .**	*Pisiforme.*	Partie inféro-interne.
8 **Fléchisseur du petit doigt.**	*Os crochu,*	Apophyse, partie antér.
9 **Opposant du petit doigt . .**	*Os crochu,*	Apophyse, au-dessous du précédent.
10 **Adducteur du pouce. . . . .**	*Trapèze, Trapézoïde, Grand os,*	Face palmaire.
11 **Palmaire cutané. . . . . .**	*Scaphoïde. Trapèze.*	(*Cruveilhier*).

MÉTACARPE (17 *muscles*).

1 **Long abducteur du pouce.**	*1er métac.*,	Base, partie antéro-externe.
2 **1er Radial externe**	*2e métac.*,	Base, face dorsale, apophyse externe.
3 **2e Radial externe**	*3e métac.*.	Base, face dorsale, ap. externe (*pyramidale*).
4 **Cubital postérieur**	*5e métac.*.	Base, face dorsale, apophyse interne.
5 **Cubital antérieur**	*5e métac.*,	Base, face palmaire, apophyse interne.
6 **Grand palmaire**	*2e et 3e métac.*,	Base, face palmaire.
7 **Petit palmaire.**	*Aponévrose palmaire.*	
8 **Quatre Interosseux dorsaux**	*2e, 3e, 4e mét.*,	Faces non axiales (1), étendue entière.
	1er, 2e, 4e, 5e métacarp.,	Faces axiales, 1/3 postéro-supérieur.
9 **Opposant du pouce**	*1er métac.*,	Face palmaire, 1/2 non axiale.
10 **Opposant du petit doigt** . .	*5e métac.*,	Face non axiale, étendue entière.
11 **Trois Interosseux palmaires**	*2e, 4e, 5e mét.*,	Faces axiales, 2/3 antéro-inférieurs.
12 **Adducteur du pouce**	*3e métac.*,	Bord palmaire et base (face palmaire).
	2e métac.,	Base, face palmaire.

(1) L'axe de la main passe par le 3e métacarpien et le médius.

PHALANGES (24 *muscles*).

1 **Fléch. superf. des doigts** . .	*4 dern. doigts,*	2e phalange, face palmaire et bords, 1/2 inférieure.
2 **Fléch. profond des doigts**. . .	*4 dern. doigts,*	3e phalange (*unguéale*), face palmaire, base.
3 **Long Fléchisseur du pouce.**	*Pouce,*	2e phalange (*unguéale*), face palmaire, p. moyenne.
4 **Ext. des doigts**	*4 dern. doigts,*	2e et 3e phalanges, face dorsale, base.
5 **Extenseur du petit doigt**.. .	*Petit doigt,*	3e phal., face dorsale, base.
6 **Court extenseur du pouce.**	*Pouce,*	1re phal., face dors., base.
7 **Long extenseur du pouce.**	*Pouce,*	2e phal., face dors., base.
8 **Extenseur de l'index**. . . .	*Index,*	3e phal., face dors., base.
9 **4 Interosseux dorsaux** (1). .	*2e, 3e, 4e doigts,*	1re et 3e phalanges, face dorsale, côté non axial.
10 et 11 **Court abducteur et Court fléchisseur du pouce.**	*Pouce,*	1re phalange, base, tubercule non axial (*externe*).
12 et 13 **Abducteur et Fléchisseur du petit doigt.**	*Petit doigt,*	1re phalange, base, tubercule non axial (*interne*).
14 **3 Interosseux palmaires** . .	*2e, 4e, 5e doigts,*	1re et 3e phalanges, face dorsale, côté axial.
15 **Adducteur du pouce**.	*Pouce,*	1re phalange, base, tubercule axial (*interne*).
16 **4 Lombricaux.**	*2e, 3e, 4e, 5e doigts,*	1re et 3e phalanges, face dorsale, côté du pouce.

(1) Le 3me doigt a deux interosseux dorsaux.

GOUTTIÈRES DORSALES DE L'EXTRÉMITÉ CARPIENNE

DU RADIUS ET DU CUBITUS

Radius.	1re *gouttière* :	1 Long supinateur (1). 2 Long abducteur du pouce. 3 Court extenseur du pouce.
	2e *gouttière* :	4 Premier radial externe.
	3e *gouttière* :	5 Deuxième radial externe.
	4e *gouttière* (*oblique*) :	6 Long extenseur du pouce.
	5e *gouttière* :	7 Extenseur de l'index. 8 Extenseur des doigts.
Articulation radio-cubitale.	6e *gouttière* :	9 Extenseur du petit doigt.
Cubitus.	7e *gouttière* :	10 Cubital postérieur.

(1) Le long supinateur s'insère sur la 1re *gouttière*, celle de l'apophyse styloïde du radius ; les neuf autres muscles glissent dans les gouttières ci-dessus indiquées.

Tous ces muscles appartiennent aux régions externe et postérieure de l'avant-bras ; des douze muscles formant ces régions, seuls le court supinateur et l'anconé n'arrivent pas au niveau des gouttières.

MEMBRE ABDOMINAL

COXAL (36 *muscles.*)

1 **Pyramidal de l'abdomen . .**	*Pubis.*	Entre épine et symphyse, partie antérieure.
2 **Grand droit de l'abdomen. . .**	*Pubis,*	Derrière le précédent.
	Crête iliaque.	Lèvre superfic., 1/2 antér.
3 **Grand oblique de l'abdomen.**	*Épine et corps du pubis.*	Face antérieure (*Pilier inférieur de l'anneau inguinal*).
	Symphyse pubienne,	Face antérieure (*Pilier supérieur de l'anneau inguinal*).
	Épine du pubis (côté opposé).	(*Ligament de Colles*).
4 **Petit oblique de l'abdomen.**	*Crête iliaque.*	Interstice, 3/4 antérieurs.
5 **Transverse de l'abdomen. . .**	*Crête iliaque.*	Lèvre profonde, 3/4 ant.
6 **Grand dorsal.**	*Crête iliaque.*	Lèvre superficielle, 1/3 post.
7 **Sacro-lombaire . . . . . .**	*Crête iliaque,*	Interstice, 1/4 postérieur.
8 **Long dorsal. .**	*Gr. tubérosité de l'ilion,*	Interstice.
9 **Carré des lombes. . . . . .**	*Crête iliaque,*	Interstice, au-devant du sacro-lombaire.
10 **Petit psoas . .**	*Éminence iliopectinée*	Et détroit supérieur.
11 **Ischio-coccygien. . . . .**	*Ép. sciatique,*	Bords et sommet, partie profonde.

12 **Iliaque**. . . .	*Fosse iliaque profonde,*	Étendue entière.
13 **Grand fessier.**	*Fosse iliaque superficielle.*	En arrière et au-dessus de la ligne 1/2 circ. post. sup.
14 **Pyramidal du bassin**	*Gr. éch. sciat.,*	Partie la plus élevée.
15 **Moyen fessier.**	*Fosse iliaque superficielle,*	Entre les 2 lignes 1/2 circ.
16 **Petit fessier**. .	*F. il. superf.,*	P. sous-jacente à la ligne 1/2 circul. antéro-inf.
17 **Jumeau supérieur**.	*Ép. sciatique,*	Face superficielle.
	Petite échanc. sciatique,	Lèvre superf., 1/2 supér.
18 **Obturateur interne**.	*Trou ischio-pubien,*	Pourtour profond, et surface quadrilatère allant de ce trou à la grande échancrure sciatique.
19 **Jumeau inférieur**.	*Petite échanc. sciatique,*	Lèvre superf., 1/2 infér.
	Grosse tubér. de l'ischion,	P. supér., au-dessous de la gouttière sous-cotyloïdienne.
20 **Obturateur externe**. . . .	*Trou ischio-pubien,*	Pourtour superficiel.
21 **Carré crural.**	*Grosse tubér. de l'ischion,*	Lèvre superficielle.
22 **3e adducteur.**	*Grosse tubér. de l'ischion,*	Interstice, p. inférieure.
	Branche ischio-pubienne,	Lèvre superficielle.
23 **2e adducteur**	*Br. descendante du pubis,*	Face superficielle, au-dessous de l'épine.
24 **1er adducteur.**	*Ép. du pubis.*	
25 **Pectiné**. . . .	*Ép. du pubis*	Et crête pectinéale.

26 **Droit interne de la cuisse.** .	*Symphyse du pubis,*	Lèvre superficielle.
27 **Grand droit antérieur de la cuisse** (*Triceps crural*).	*Ép. iliaque antéro-inf.,*	(*Tendon direct*).
	Gouttière sus-cotyloïdienne,	(*Tendon réfléchi*).
28 **Couturier.** . .	*Ép. iliaque antéro-sup.,*	Interstice.
	Échancrure sous-jacente,	Interstice.
29 **Tenseur de fascia lata** . .	*Crête iliaque,*	Lèvre superf., p. ant.
	Ép. iliaque antéro-sup.,	Lèvre superficielle.
	Échancrure sous-jacente,	Lèvre superficielle.
30 **Biceps crural** (*Longue p.*). .	*Grosse tubér. de l'ischion,*	Interstice, p. supér., au-dessus du 3e adducteur.
31 **Demi-tendineux.**	*Grosse tubér. de l'ischion,*	Interstice, p. supér., en dedans du précédent.
32 **Demi-membraneux.** . . .	*Grosse tubér. de l'ischion,*	Interstice, p. supér., au devant et en dehors des deux précédents.

33 **Ischio-caverneux.**	*Grosse tubér. de l'ischion.*	Lèvre profonde.
	Brancheischio-pubienne,	Lèvre profonde.
34 **Transverse superficiel** . .	*Grosse tubér. de l'ischion.*	Lèvre profonde, au-dessous du précédent.
35 **Transverse profond.** . . .	*Brancheischio-pubienne.*	Lèvre profonde, étendue entière.
36 **Releveur de l'anus.**	*Corpsdupubis.*	Face profonde, p. inf., et branche horizontale (p. correspondante).
	Crête du détroit supér.	
	Ép. sciatique.	Face profonde.

Les muscles insérés sur l'os coxal peuvent se diviser en cinq groupes :

a. — De 1 à 11 : Muscles rattachant le bassin au tronc ;
b. — De 12 à 14 : Muscles le rattachant au tronc et à la cuisse ;
c. — De 15 à 25 : Muscles le rattachant à la cuisse ;
d. — De 26 à 32 : Muscles le rattachant à la jambe ;
e. — De 33 à 36 : Muscles du périnée.

FÉMUR (10 *muscles*).

Muscle	Région	Insertion
1 **Psoas-iliaque.**	*Pᵗ trochanter. Ligne sous-jacente.*	Partie supérieure et fossette voisine.
2 **Moyen fessier**	*Gr. trochanter,*	Crête oblique superf.
3 **Petit fessier** .	*Gr. trochanter,*	Bord antér., lèvre ext. Bord supér., 1/2 antér.
4 **Pyramidal du bassin**	*Gr. trochanter,*	Bord supérieur, partie postérieure, fossette.
5 **Jumeau sup**. . 6 **Obturateur interne**. . . . 7 **Jumeau inf**. .	*Gr. trochanter,*	Fossette sus-digitale.
8 **Obturateur externe**. . . .	*Gr. trochanter,*	Cavité digitale.
9 **Carré crural.**	*Gr. trochanter,*	Bord post., partie inf., et ligne allant rejoindre la branche ext. de la bif. sup. de la ligne âpre.
10 **Vaste externe** *(Triceps crural)*	*Gr. trochanter,*	Bord antérieur, lèvre interne ; bord inférieur.
	Bif. supér. de la ligne âpre,	Br. ext., lèvre externe.
	Ligne âpre.	Lèvre externe.
	Bif. infér. de la ligne âpre.	Branche externe, lèvre externe, partie supérieure.
	Face externe.	Partie supérieure.
10 *bis*. **Vaste interne** *(Triceps crural)* (1). . .	*Bif. supér. de la ligne âpre.*	Br. int., lèvre interne.
	Ligne âpre.	Lèvre interne.
	Bif. infér. de la ligne âpre.	Branche interne, lèvre interne, partie supérieure.
	Faces interne et antér.,	Étendue entière.
	Face externe,	Au-dessous du vaste ext.

(1) La *Rotule* est un os sésamoïde développé dans le tendon terminal du triceps crural.

11 **Grand fessier.**	*Bif. supér. de la ligne âpre,*	Br. ext., interstice.
	Ligne âpre,	Interstice, p. supérieure.
12 **3e adducteur.**	*Bif. supér. de la ligne âpre.*	Branche ext., interstice, en dedans du précédent.
	Ligne âpre.	Interstice.
	Tubercule	Sus-jacent au condyle interne.
13 **2e adducteur.**	*Bif. supér. de la ligne âpre.*	Br. ext., lèvre int., au-dessous du carré crural.
	Ligne âpre.	Interstice, p. supér., en dedans du 3e adducteur.
14 **1er adducteur**	*Ligne âpre.*	Interstice, 1/3 moyen, en dedans du 2e adducteur.
15 **Pectiné. . . .**	*Ligne sous-trochantinienne,*	Au-dessous du psoas.
16 **Biceps crural** *(Courte p.).*	*Ligne âpre,*	Interstice, 1/4 inférieur, en dehors des adducteurs.
	Bif. infér. de la ligne âpre,	Branche externe, lèvre interne, partie supérieure.
17 **Demi-membraneux. . . .**	*Condyle ext..*	P. post. et échancrure.
18 **Jumeau int.** *(Triceps sural).*	*Bif. infér. de la ligne âpre.*	Branche interne, surface triangulaire terminale.
	Condyle int..	Fossette inférieure et postérieure au tubercule du 3e adducteur.
18 *bis.* **Jumeau ext.** *(Triceps sural).*	*Condyle ext..*	Fossette postérieure à sa tubérosité.
18 *ter.* **Plantaire grêle** *(Triceps sural).*	*Bif. infér. de la ligne âpre,*	Branche externe, p. infér.
19 **Poplité. . . .**	*Condyle ext.,*	Fossette circulaire sous-jacente à la tubérosité externe.

TIBIA (14 *muscles*).

1 **Biceps crural.**	*Tubér. ext.,*	Au-dessus et un peu en avant de la facette péron.
2 **Tenseur du fascia lata.**	*Tubér. ext.,*	Et tubér. ant., p. externe.
3 **Triceps crural.**	*Tubér. ext.*	
	Tubér. antér.	
	Tubér. int.	
	Face interne.	Partie supérieure.
4 **Couturier.**		
5 **Droit interne de la cuisse..**	*Tubér. ant.,*	Tubercule inféro-interne.
6 **Demi-tendineux.**	*Face interne*(1),	Partie supérieure.
7 **Demi-membraneux..**	*Tubér. int.,*	P. postér., et rainure horizontale postéro-interne.
	Bord interne.	Partie supérieure.
8 **Jambier antérieur.**	*Tubér. ext.,*	Partie antéro-inférieure.
	Tubér. ant.,	Bord ext. et tubercule ext.
	Face externe.,	2/3 supér., gouttière longitudinale.
9 **Extenseur des orteils**	*Tubér. ext.,*	Partie antéro-inférieure, en dehors du précédent.
10 **Long péronier latéral**	*Tubér. ext.,*	Près de la facette péron.
11 **Poplité.**	*Face postér.,*	Surface triangulaire sus-jacente à la ligne oblique.
	Ligne oblique,	Lèvre supérieure.
12 **Soléaire** (*Triceps sural*).	*Ligne oblique,*	Interstice.
13 **Long fléchisseur des orteils..**	*Ligne oblique.*	Lèvre infér., 1/2 int.
	Face postér.,	1/2 interne, 3/5 moyens.
14 **Jambier postérieur.**	*Ligne oblique,*	Lèvre infér., 1/2 ext.
	Face postér.,	1/2 externe, 2/5 moyens.

(1) Les tendons de ces trois muscles forment la *patte d'oie*, dans laquelle le couturier occupe le plan superficiel, tandis que les deux autres forment le plan profond : le droit interne est situé au dessus du demi-tendineux.

PÉRONÉ (9 *muscles*).

1 **Biceps crural.**	*Tête,*	Apophyses sup. et antér.
2 **Extenseur du gros orteil. .**	*Face interne,*	Partie antér., 2/3 infér.
3 **Extenseur des orteils . . . .**	*Face interne,*	Partie antér., 2/3 supér., en dehors du précédent.
4 **Péronier antérieur. . . .**	*Face interne,*	Partie antér., 1/3 infér., en dehors de l'extenseur du gros orteil.
5 **Court péronier latéral. .**	*Face externe,*	1/3 moyen, et un peu au-dessous.
6 **Long péronier latéral . . . .**	*Tête,*	Partie antérieure.
	Face externe,	1/3 supérieur, gouttière longitudinale.
7 **Soléaire** (*Triceps sural*).	*Tête,*	Partie postérieure.
	Face postér.,	1/5 supérieur,
8 **Long fléchisseur du gros orteil. . . . .**	*Face postér.,*	3/5 moyens.
9 **Jambier postérieur. . . .**	*Face interne,*	Partie postérieure.

TARSE (11 *muscles*).

1 **Jambier antérieur**	*1er cunéiforme,*	Partie inféro-interne.
2 **Jambier postérieur**. . . .	*Scaphoïde,* *3 cunéiformes,* *Cuboïde,*	Tubérosité. Face plantaire. Face plantaire, p. int.
3 **Triceps sural**.	*Calcanéum,*	Face postér., 2/3 infér.
4 **Pédieux**. . . .	*Calcanéum,*	Grande ap., face dors.
5 **Court fléchisseur des orteils**	*Calcanéum,*	Gr. tubér., p. moyenne.
6 **Accessoire du long fléchisseur des orteils**	*Calcanéum,*	Face plantaire. Gouttière calcanéenne, partie inférieure.
7 **Abducteur du gros orteil**. .	*Calcanéum,*	Grosse tubér., p. interne.
8 **Court fléchisseur du gros orteil**.	*Calcanéum,* *Cuboïde,* *3e cunéiforme,*	Face plantaire, p. antér. Face plantaire, p. int. Face plantaire, p. post.
9 **Adducteur oblique du gros orteil**. .	*3e cunéiforme,* *Cuboïde,*	Face plantaire, p. ant. Face plantaire, p. moy.
10 **Abducteur du petit orteil**. .	*Calcanéum,*	Grosse tubérosité, partie externe ; échancrure. Petite tubérosité.
11 **Premier Interosseux dorsal**.	*1er cunéiforme,*	Partie supérieure, antérieure et externe.

MÉTATARSE (16 *muscles*).

1 **Jambier antérieur.**	*1er métatars.*,	Base, partie interne.
2 **Long péronier latéral**	*1er métatars.*,	Base, rég. plant., p. ext. Bord ext., partie postér.
3 **Jambier postérieur.** . . .	*2e, 3e, 4e métat.*,	Base, face plantaire.
4 **Court péronier latéral**	*5e métatarsien*,	Base, tubercule externe.
5 **Péronier antérieur.** . . .	*4e et 5e métat.*,	Face dorsale, au devant de la base.
6 **4 Interosseux dorsaux** . .	*2e, 3e, 5e métat.*,	Faces non axiales (1), étendue entière.
	1er métatars.,	Base, tubercule axial.
	3e métatarsien,	Bord axial, 1/3 postérieur.
7 **Abducteur du petit orteil.** .	*5e métatarsien*,	Face non axiale, étendue entière.
8 **Fléchisseur du petit orteil.**	*5e métatarsien*,	Base, face plantaire, en dehors du précédent.
9 **3 Interosseux plantaires.** .	*3e, 4e, 5e métat.*,	Faces axiales, étendue entière.
10 **Adducteur oblique du gros orteil.** .	*3e et 4e métat.*,	Base, face plantaire.
11 **Adducteur transverse du gros orteil** . .	*4 dernières articul. métatarso-phal.*,	Face plantaire.

(1) L'axe du pied passe par le 2e métatarsien et l'orteil correspondant.

PHALANGES (24 *muscles*).

1 **Extenseur du gros orteil** . .	*Gros orteil,*	2e phal., face dors., base.
2 **Extenseur des orteils**	*4 dern. orteils,*	2e et 3e phalanges, face dorsale, base.
3 **Pédieux**. . . .	*Gros orteil,*	1re phal., face dors., base.
	3 orteils moy.,	3e phal., face dors., base.
4 **Long fléchisseur du gros orteil**.	*Gros orteil,*	2e phalange (*unguéale*), face plantaire, base.
5 et 6 **Long fléchisseur des orteils et son Accessoire** . .	*4 dern. orteils,*	3e phalange (*unguéale*), face plantaire, base.
7 **Court fléchisseur des orteils**	*4 dern. orteils,*	2e phal., face plant., base.
8 **4 Interosseux dorsaux** (1). .	*3 orteils moy.,*	1re phalange, face dorsale, base, côté non axial.
9 et 10 **Abducteur et Court fléchisseur du gros orteil** . .	*Gros orteil,*	1re phalange, base, tubercule non axial (*interne*).
11 et 12 **Abducteur et Fléchisseur du petit orteil**	*Petit orteil,*	1re phalange, base, tubercule non axial (*externe*).
13 **3 Interosseux plantaires**. . .	*3 dern. orteils,*	1re phalange, base, face dorsale, côté axial.
14 et 15 **Adducteurs transverse et oblique du gros orteil**.	*Gros orteil,*	1re phalange, base, tubercule axial (*externe*).
16 **4 Lombricaux**.	*4 dern. orteils,*	1re phalange, base, côté du gros orteil.

(1) Le deuxième orteil a deux interosseux dorsaux.

TRONC

STERNUM (*8 muscles*).

1 **Grand pectoral.**	*Poignée, corps et appendice xiphoïde,*	Face superficielle.
2 **Sterno-cléido-mastoïdien . . .**	*Poignée,*	Face superficielle.
3 **Sterno-cléido-hyoïdien. . . . .**	*Poignée,*	Face profonde, au-dessus de l'articulation sterno-claviculaire.
4 **Sterno-thyroïdien.**	*Poignée,*	Face profonde, au-dessous et en dedans du précédent.
5 **Triangulaire du sternum . . . . .**	*Corps,*	Face profonde, bord, au niveau des 2e, 3e, 4e, 5e et 6e espaces intercostaux.
	App. xiphoïde,	Face profonde, base, partie externe.
6 **Diaphragme . . .**	*App. xiphoïde,*	Face profonde, partie inférieure.
7 **Transverse de l'abdomen . . . .**	*App. xiphoïde,*	Face profonde, partie inférieure.
8 **Grand droit de l'abdomen . . . .**	*App. xiphoïde,*	Face superficielle.

ARCS CHONDRO-COSTAUX (*58 muscles*).

1 **Grand pectoral** . .	*7 1ers cartil.*,	Face superf.; bord sup.
2 **Petit pectoral** . .	*3e, 4e, 5e côtes*,	Face superf.; bord sup.
3 **Sous-clavier** . . .	*1er arc*,	Face superf., cartil. et côte (extrémité int.).
4 **Grand dentelé** . .	*8 prem. côtes*,	Face superf. et bord sup., union des 1/3 antér. et moyen.
5 **Grand dorsal**. . .	*4 dern. côtes*,	Face superf., en dehors de l'angle postérieur.
6 **Petit dentelé postéro-supérieur** . .	*2e, 3e, 4e, 5e côtes*,	Face superf. et bord supérieur, en dehors de l'angle postérieur.
7 **Petit dentelé postéro-inférieur** . .	*4 dern. côtes*,	Bord infér., en dehors de l'angle post., en dedans du grand dorsal.
8 **Grand droit de l'abdomen**	*5e, 6e, 7e cart.*,	Face superf., p. infér.
9 **Grand oblique de l'abdomen**	*5e, 6e, 7e, 8e côtes*,	Face superf. et bord inférieur, en dedans du grand dentelé.
	4 dern. côtes,	Face superficielle.
10 **Petit oblique de l'abdomen**	*4 dern. cart.*,	Bord inf., lèvre superf.
11 **Transverse de l'abdomen**	*7e, 8e, 9e, 10e cartilages*,	Face prof., p. infér.
	11e et 12e arcs,	Bord inf., lèvre prof.
12 **Diaphragme** . . .	*6 derniers arcs*,	Face prof., p. supér.
13 **Triangulaire du sternum**	*2e, 3e, 4e, 5e, 6e cartilages*,	Face prof., p. infér.
	3e, 4e, 5e, 6e côtes,	Face profonde, extrémité interne.
14 **Sterno-thyroïdien**.	*1er cartilage*,	Face profonde, 1/3 interne.

15 Sacro-lombaire :

Muscle	Côtes	Insertion
a. *F^x de terminaison.*	*6 dern. côtes,*	Bord infér., au niveau de l'angle postérieur.
b. *F^x de renforcement.*	a. *12 côtes,*	Bord supér., au niveau de l'angle postérieur.
	b. *6 prem. côtes,*	Bord infér., au niveau de l'angle postérieur.
16 Long dorsal. . .	*9 dern. côtes,*	Face superf. et bord infér., entre angle post. et tubérosité.
17 Carré des lombes.	*12e côte,*	Bord inf., 1/2 int., lèvre profonde.
18 Scalène postérieur	*2e côte,*	Bord supér., en dehors de la tubérosité.
	1re côte,	1/3 postér., face superf., en arrière de la gouttière sous-clavière.
19 Scalène antérieur.	*1re côte,*	P. moyenne, bord sup. et face superf., tub.
20 12 Sur-costaux . .	*12 côtes,*	Face superf., entre angle post. et tubér.
		Bord supérieur.
21 Onze Intercostaux externes.	*12 côtes :*	
	a. *côte sus-jac.,*	Bord infér., lèvre superf., depuis les sur-costaux jusqu'aux cartilages costaux.
	b. *côte sous-jac.*	Bord supérieur, lèvre superficielle.
22 Onze Intercostaux internes	*12 arcs :*	
	a. *arc sus-jac.,*	Gouttière, lèvre profonde, de l'angle costal post. au sternum.
	b. *arc sous-jac.,*	Bord supérieur, lèvre profonde.
23 Cinq Sous-costaux	*6 dern. côtes,*	Face profonde, du rachis à l'angle costal postérieur.

COLONNE VERTÉBRALE (*68 muscles*).

1 **Trapèze**	*7ᵉ v. cerv. et 12 v. dors.*,	Ap. ép., sommet.
2 **Grand dorsal**. . .	*7 dern. v. dors.*,	Ap. ép., sommet.
	5 v. lombaires,	Ap. ép., sommet.
	Sacrum,	Crête épinière.
3 **Rhomboïde**. . . .	*7ᵉ v. cerv. et 5 prem. dors.*,	Ap. ép., sommet.
4 **Petit dentelé postéro-supérieur** . .	*7ᵉ v. cerv. et 4 1res dors.*,	Ap. ép., sommet.
5 **Petit dentelé postéro-inférieur** . .	*2 dern. v. dors. et 3 prem. v. lombaires*,	Ap. ép., sommet.
6 **Petit oblique de l'abdomen**	*2 dern. lomb. et 1re sacrée*,	Ap. ép., sommet.
7 **Transverse de l'abdomen** *(Aponévrose abdominale postérieure : trois feuillets)*	a. *5 v. lomb. et 1re v. sacrée*,	Ap. ép., sommet.
	b. *5 v. lomb.*,	Ap. tr., sommet.
	c. *5 v. lomb.*,	Ap. tr., base, p. ant.
8 **Diaphragme** . . .	*2ᵉ et 3ᵉ v. lomb.*,	Corps, partie antérieure *(Pilier droit)*.
	2ᵉ v. lombaire,	Corps, partie antérieure *(Pilier gauche)*.
9 **Sacro-lombaire**. .	*5 dern. v. cerv.*,	Ap. tr., tuberc. postʳ.
10 **Long dorsal**.		
a. *Origine*	*Sacrum*,	Crête épinière.
	5 v. lomb. et 12ᵉ v. dors.,	Ap. ép., sommet.
b. *Terminaison*. .	a. *De la 10ᵉ à la 3ᵉ v. dors.*,	Ap. ép., sommet.
	b. *12 v. dors.*,	Ap. tr., sommet.
	c. *5 v. lomb.*,	Tub. transversaires.

11 Transversaire épineux :		
a. *Origine*	*Sacrum,*	Tub. transversaires.
	5 v. lombaires,	Tub. transversaires.
	12 v. dorsales,	Ap. tr., sommet, p. post.
	5 dern. v. cerv.,	Ap. tr., tub. postér.
b. *Terminaison.* . . .	*Sacrum,*	Gouttière post., 1/2 int. et crête épinière.
	5 v. lombaires, *12 v. dorsales,* *6 dern. v. cerv.,*	Ap. tr. et lames, face postérieure ; — ap. ép., face postérieure et sommet.
12 Carré des lombes.	*4 1res v. lomb.,*	Ap. transv., p. antér.
13 Petit psoas. . . .	*12e v. dorsale.*	Corps, partie latérale.
14 Grand psoas . . .	*12e v. dorsale,*	Corps, p. latérale et inf.
	4 1res v. lomb.,	Corps, p. latérale ; ap. transverses, base.
14 *bis*. **Iliaque.** . . .	*Sacrum,*	Base, partie supérieure.
15 Splénius	a. *7e cerv. et 5 1res dors.,*	Ap. ép., sommet.
	b. *2 1res cerv.,*	Ap. tr., tub. post.
16 Petit complexus . .	*4 dern. cerv.,*	Ap. tr., tub. post.
17 Grand complexus.	*6 dern. cerv.,*	Ap. articul., et ap. tr. (tub. postér.).
	6 1res v. dors.,	Ap. tr., sommet.
18 Transversaire du cou	*6 dern. cerv.,*	Ap. tr., tub. postér.
	6 1res v. dors.,	Ap. tr., sommet.

19 **Angulaire**	*5 1res v. cerv.,*	Ap. tr., tub. postér.
20 **Scalène postér.**	*7 v. cervicales,*	Ap. tr., tub. postér.
21 **Scalène antérieur.**	*4e, 5e, 6e v. cervicales,*	Ap. tr., tub. antér.
22 **11 Intertransversaires du cou** (1).	*7 vertèbres cervicales,*	*a.* Ap. tr. sus-jacentes, bord inférieur, lèvres antér. et postér. *b.* Ap. tr. sous-jacentes, bord sup., lèvres antér. et postér.
23 **Six Interépineux du cou**.	*De l'axis à la première vertéb. dorsale,*	Ap. ép. sus-jacentes, gouttière inf., bords. Ap. ép. sous-jacentes, face supér., de chaque côté de la ligne médiane.
24 **Oblique du cou** (*Gr.* ou *Inférieur*).	a. *Axis,* b. *Atlas,*	Ap. ép., sommet. Ap. tr., sommet, partie postéro-inférieure.
25 **Grand droit post.**	*Axis,*	Ap. ép., sommet.
26 **Petit droit postér.**	*Atlas,*	Tubercule postérieur.
27 **Oblique de la tête** (*Petit* ou *Supérieur*)	*Atlas,*	Ap. tr., sommet, partie postéro-supérieure.
28 **Droit latéral**. . .	*Atlas,*	Ap. tr., sommet, p. ant.
29 **Petit droit antér.**	*Atlas,*	Masse latérale, face antérieure.
30 **Grand droit antérieur de la tête.**	*3e, 4e, 5e, 6e v. cervicales,*	Ap. tr., tub. antér.

(1) Six postérieurs et cinq antérieurs.

31 Long du cou. . .	a) *1 — 3e, 4e, et 5e v. cerv.,*	Ap. tr., tub. antér.
	a) *2 — Atlas,*	Arc ant., tub. médian.
	b) *1 — 4e et 5e v. cervic.,*	Ap. tr., tub. antér.
	b) *2 — 2e et 3e v. dorsales,*	Corps, p. antéro-ext.
	c) *1 — 2e, 3e, 4e v. cervic.,*	Corps, p. antéro-int.
	c) *2 — 7e v. cervic. et 3 prem. dors.,*	Corps, p. antéro-int.
32 12 Sur-costaux. .	*7e v. cervic. et 11 prem. v. dorsales,*	Ap. tr., sommet.
33 Cinq Intertransversaires des lombes	*12e v. dorsale et 5 v. lomb.,*	Ap. tr. sus-jacentes, bord inférieur. Ap. tr. sous-jacentes, bord supérieur.
34 Grand fessier. . .	*Sacrum,*	Crête épinière et face superficielle.
	Coccyx,	Face superficielle; bord, lèvre superficielle.
35 Pyramidal du bassin.	*Sacrum,*	Face prof., 2e et 3e gouttières : fonds et crêtes les séparant des trous voisins (1 et 4).
36 Ischio-coccygien.	*Sacrum,*	Sommet, p. antéro-lat.
	Coccyx,	Bord, lèvre profonde.
37 Releveur de l'anus	*Coccyx,*	Bord, lèvre prof., au-dessus du précédent.
38 Sphincter externe.	*Coccyx,*	Sommet, face profonde, au-dessous du précédent.

TÊTE

CRANE (39 muscles).

1 **Trapèze**	*Occipital,*	Protubér. superfic. Ligne courbe sup., 1/3 int., interstice.
2 **Sterno - cléido - mastoïdien.** . .	*Occipital,*	Ligne courbe sup., 2/3 ext., interstice.
	Temporal,	Ap. mastoïde : face superf., 1/2 ant. ; bord antérieur et sommet.
3 **Splénius**	*Temporal,*	Ap. mastoïde, face superfic., 1/2 post.
	Occipital,	Ligne courbe sup., 1/4 ext., lèvre inf.
4 **Petit complexus**	*Temporal,*	Ap. mastoïde, bord postérieur.
5 **Grand complexus**	*Occipital,*	Entre les 2 lignes courbes, 1/3 int. : empreinte rugueuse.
6 **Petit droit postérieur.**	*Occipital,*	Au-dessous de la ligne courbe inférieure et fossette en dehors de la crête superficielle.
7 **Grand droit postérieur.**	*Occipital,*	En dehors du précédent.
8 **Obl. de la tête** (*Petit* ou *Supér.*).	*Occipital,*	En dehors du précédent.
9 **Droit latéral.** .	*Occipital,*	Éminence jugulaire, face inférieure.
10 **Petit droit antérieur.**	*Occipital,*	Ap. basilaire, fossette en dedans de la fossette condylienne antérieure.
11 **Grand droit antér. de la tête** .	*Occipital,*	Ap. basilaire, en dedans du précédent.

12 **Digastrique** . .	*Temporal,*	Apophyse mastoïde, rainure digastrique.
13 **Stylo-hyoïdien**.	*Temporal,*	Apophyse styloïde, près de sa base.
14 **Stylo-glosse** . .	*Temporal,*	Apophyse styloïde, 1/3 inféro-externe.
15 **Stylo - pharyngien** (1)	*Temporal,*	Apophyse styloïde, partie supérieure et interne.
16 **Masséter**. . . .	*Temporal,*	Arcade zygomatique, bord inférieur et face profonde.
17 **Temporal**. . . .	FOSSE TEMPORALE : *Temporal,*	Écaille.
	Pariétal,	Au-dessous de la crête temporale.
	Frontal,	En arrière de la crête temporale.
	Sphénoïde,	Grande aile, au-dessus de la crête temporale.
18 **Ptérygoïdien externe**.	*Sphénoïde,*	Fosse zygomatique, paroi supérieure. Apophyse ptérygoïde, aile externe, face superficielle.
19 **Ptérygoïdien interne**	*Sphénoïde,*	Apophyse ptérygoïde, aile externe, face profonde.

(1) On donne le nom de *bouquet de Riolan* à la réunion de trois muscles et de deux ligaments qui partent de l'apophyse styloïde du temporal. Les muscles sont : le Stylo-hyoïdien, le Stylo-glosse et le Stylo-pharyngien ; les ligaments sont : le Stylo-hyoïdien et le Stylo-maxillaire.

20 **Péristaphylin externe**	*Sphénoïde,*	Fossette scaphoïde.
21 **Péristaphylin interne**.	*Temporal,*	Rocher, face inférieure près du sommet.
22 **Occipito-staphylin**	*Occipital,*	Apophyse basilaire, tubercule pharyngien.
23 **Constricteur supérieur**	*Sphénoïde,*	Apophyse ptérygoïde, aile interne : bord postérieur, 1/3 inférieur et crochet.
24 **Buccinateur** . .	*Sphénoïde,*	Apophyse ptérygoïde, aile interne : bord postérieur, 1/3 inférieur et crochet, en dehors des deux précédents.
25 **Muscle du marteau**	*Sphénoïde,* *Temporal,*	Épine. Angle rentrant.
26 **Muscle de l'étrier**.	*Temporal,*	Canal de la pyramide.

27 **Releveur palpébral**.	*Sphénoïde,*	Petite aile, face orbitaire, au-devant de la base.
28 **Grand oblique de l'œil** (*Sup.*)	*Sphénoïde,*	Petite aile, en dedans du précédent.
29 **Droit supérieur de l'œil**	*Sphénoïde,*	Petite aile, au-devant des deux précédents.
30 **Droit externe de l'œil**.	*Sphénoïde,*	Petite aile, base, partie externe.
31 **Droit inférieur de l'œil**	*Sphénoïde,*	Petite aile, en dedans du précédent.
32 **Droit interne de l'œil**.	*Sphénoïde,*	Petite aile, en dedans du précédent.
33 **Releveur nasolabial superf.** . .	*Frontal,*	Apophyse orbitaire interne.
34 **Orbiculaire palpébral**	*Frontal,*	Apophyse orbitaire interne.
35 **Sourcilier** . . .	*Frontal,*	Arcade sourcilière.
36 **Frontal**	*Frontal,*	Bosse nasale.
37 **Auriculaire antérieur**.	*Temporal,*	Arcade zygomatique, base.
38 **Auriculaire postérieur**	*Occipital,*	Protubérance superficielle.
	Temporal,	Apophyse mastoïde, base.
39 **Occipital**. . . .	*Occipital,*	Ligne courbe supérieure, 2/3 externes, lèvre supérieure.

ARC MAXILLO-PALATIN ET SES DÉPENDANCES

(18 muscles).

1 **Masséter**. . . .	*Jugal,*	Bord inférieur et face profonde (p. inf.).
2 **Ptérygoïdien externe**.	*Palatin,*	Ap. ptérygoïde, face externe.
3 **Ptérygoïdien interne**.	*Palatin,*	Ap. ptérygoïde, face postérieure.
4 **Péristaphylin externe**	*Palatin,*	Lame horizontale, face inf., crête près du bord postérieur.
5 **Palato-staphylin**	*Palatin,*	Épine nasale postérieure.
6 **Buccinateur**. . .	*Maxillaire sup.,*	Tubérosité. Bord alvéolaire, au niveau des 3 grosses molaires.
7 **Orbiculaire des lèvres**	*Maxillaire sup.,*	Fossette incisive, partie interne.
8 **Grand zygomatique**.	*Jugal,*	Face superf., angle postérieur.
9 **Petit zygomatique**.	*Jugal,*	Face superf., en avant du précédent.

10 **Releveur naso-labial superf.**	*Maxillaire sup.,*	Ap. montante, face superficielle. Rebord orbitaire int.
11 **Releveur naso-labial profond.** .	*Maxillaire sup.,*	Corps, ligne semi-circulaire, au-dessus du trou sous-orbit.
12 **Canin**.	*Maxillaire sup.,*	Fosse canine, au-dessous du précédent. Ap. montante, base.
13 **Transverse du nez**.	*Maxillaire sup.,*	Fosse canine, p. int.
14 **Dilatateur du nez.**	*Maxillaire sup.,*	Orif. ant. des fosses nasales, p. latérale et inférieure.
15 **Myrtiforme**. . .	*Maxillaire sup.,*	Saillies alvéolaires (au niveau des 2e incisive, canine, et 1re petite molaire).
16 **Orbiculaire palpébral**	*Maxillaire sup.,*	Gouttière lacrymale, lèvre antérieure. Circonférence orbitaire, 1/3 interne.
	Lacrymal,	Crête verticale (*Tendon réfléchi).*
17 **Pyramidal de la face**	*Nasal.*	Bord inférieur.
18 **Petit oblique de l'œil** (*Inférieur*).	*Maxillaire sup.,*	Face orbitaire, p. ant. et int., derrière la base de l'orbite.

ARC MANDIBULAIRE *(16 muscles)*.

1 **Masséter**	*Branche,*	Face superficielle.
2 **Temporal.** . . .	*Apoph. coronoïde,*	Bords et sommet.
3 **Ptérygoïdien externe.**	*Condyle,*	Fossette antér. au col.
4 **Ptérygoïdien interne**	*Angle,*	Face profonde.
5 **Digastrique.** . .	*Corps,*	Fossette digastrique.
6 **Mylo-hyoïdien** .	*Ligne myloïd.,*	Étendue entière.
7 **Génio-hyoïdien.**	*Apophyse géni,*	Tubercule inférieur.
8 **Génio-glosse** . .	*Apophyse géni,*	Tubercule supérieur.
9 **Constricteur supérieur**	*Ligne myloïd.,*	Partie postérieure.
10 **Buccinateur** . .	*Ligne oblique superficielle,*	Depuis la dernière grosse molaire jusqu'au trou mentonnier, lèvre sup.
11 **Orbiculaire des lèvres**	*Dépr. sous-alvéol.,*	Sur les côtés de la symphyse.
12 **Houppe du menton.**	*Fossette mentonnière.*	
13 **Carré du menton.**	*Bord inférieur,*	1/3 ant., lèv. superf.
14 **Triangulaire des lèvres**	*Ligne obl. superf.,*	1/3 ant., interstice.
15 **Transverse du menton.**	*Ligne obl. superf.,*	Extr. ant., lèvre inf.
16 **Peaucier du cou.**	*Éminence ment.,*	Côté de la symphyse.
	Ligne obl. superf.,	P. ant., lèvre inf.
	Bord inférieur,	Lèvre superficielle.

OSSELETS DE L'OREILLE

1 **Muscle du marteau** . . . . . .
2 **Muscle de l'étrier** . . . .

ARC HYOÏDIEN (*13 muscles*).

1 **Sterno - cléido - hyoïdien**	*Corps,*	Face superfic. et bord infér., en dehors de la ligne médiane.
2 **Scapulo - hyoïdien**	*Corps,*	Face superfic. et bord infér., en dehors du précédent.
3 **Thyro-hyoïdien.**	*Corps,*	Bord inférieur, lèvre prof. et face prof.
	Grande corne,	Face inférieure.
4 **Digastrique.** . .	*Corps et gr. corne,*	Face superficielle, à leur union.
5 **Stylo-hyoïdien** .	*Corps et gr. corne,*	Face superficielle, à leur union.
6 **Stylo - pharyngien.**	*Petite corne,*	Partie externe.
7 **Constricteur moyen.**	*Petite corne,*	Partie interne.
	Grande corne,	Bord supérieur et extrémité libre.
8 **Mylo-hyoïdien** .	*Corps,*	Face superfic., au-dessus de la crête transversale.
9 **Génio-hyoïdien.**	*Corps,*	Face superf., en arrière du précédent.
10 **Génio-glosse** . .	*Corps,*	Bord supérieur, lèvre superfic., en arrière du précédent.
11 **Lingual infér.**	*Petite corne,*	Sommet, p. ant.
12 **Lingual supér.**	*Petite corne.*	Sommet, p. post.
13 **Hyo-glosse.** . .	a. *Grande corne,*	2/3 post. et sommet.
	b. *Grande corne,*	1/4 antérieur.
	b. *Corps,*	Partie supéro-ext.

MOYENNE (*2 muscles*).

Marteau,	Apophyse courte.
Étrier,	Col.

CARTILAGE THYROÏDE (*9 muscles*).

1 **Sterno-thyroïdien**	*Face superficielle,*	Ligne obl., interstice.
2 **Thyro-hyoïdien** .	*Face superficielle,*	Ligne obl., lèvre sup.
3 **Constricteur inférieur**	*Face superficielle,*	Ligne obl., lèv. inf. ; surf. sous-jacente.
	Bord supérieur,	Partie postérieure.
4 **Stylo-pharyngien**	*Bord supérieur,*	En dedans du précédent.
	Bord postérieur,	Lèvre externe.
5 **Pharyngo - staphylin**.	*Bord postérieur,*	Lèvre int., p. inf.
6 **Pharyngo-glosse**.	*Bord postérieur,*	Lèvre int., p. sup.
7 **Lingual supér** . .	*Bord supérieur.*	
8 **Crico-thyroïdien**.	*Faces superficielle et profonde,*	Partie inf. et bord inf.
9 **Thyro - aryténoïdien**.	*Angle rentrant,*	Partie inf. ; bord inf., partie antérieure.

CARTILAGE CRICOIDE (*5 muscles*).

1 **Constricteur inférieur**	*Face superficielle,*	Petite surface triang. en avant du chaton.
2 **Crico-thyroïdien**.	*Face superficielle,*	En avant et au-dessus du précédent.
3 **Thyro - aryténoïdien**.	*Bord supérieur.*	
4 **Crico - aryténoïdien latéral**. . .	*Bord supérieur,*	En avant du chaton.
5 **Crico - aryténoïdien postérieur** .	*Face superficielle,*	Chaton, dépression.

CARTILAGE ARYTÉNOÏDE (*5 muscles*).

1 **Thyro-aryténoïdien**	*Face antérieure*	Et bord externe.
2 **Crico-aryténoïdien latéral** . . .	*Tubercule postéro-externe,*	Partie antérieure.
3 **Crico-aryténoïdien postérieur** .	*Tubercule postéro-externe,*	En arrière du précédent.
4 **Aryténo-épiglottique**	*Partie supérieure.*	
5 **Aryténoïdien** . .	a. *Tubercule postéro-externe* b. *Aryténoïde opposé.*	Et face postérieure.

ÉPIGLOTTE (*5 muscles*).

1 **Lingual supérieur**.	*Prolongement moyen.*	
2 **Stylo-pharyngien**.	*Prolongement latéral.*	
3 **Thyro-aryténoïdien**	*Repli aryténo-épiglottique,*	Partie postérieure.
4 **Aryténo-épiglottique**	*Partie latérale.*	
5 **Aryténoïdien** . .	*Partie latérale.*	

LARYNX

13 Muscles : *7 extrinsèques et 6 intrinsèques.*

THYROÏDE (*9 muscles*).	CRICOÏDE (*5 muscles*).	ARYTÉNOÏDE (*5 muscles*).	ÉPIGLOTTE (*5 muscles*).
1 Sterno-thyroïdien.			
2 Thyro-hyoïdien.			
3 Lingual supérieur.	. . . .	. . . .	1 Lingual supérieur.
4 Constricteur inférieur.	1 Constricteur inférieur.		
5 Stylo-pharyngien.	. . . .	. . . .	2 Stylo-pharyngien.
6 Pharyngo-staphylin.			
7 Pharyngo-glosse.			
8 Crico-thyroïdien.	2 Crico-thyroïdien.		
9 Thyro-aryténoïdien.	3 Thyro-aryténoïdien.	1 Thyro-aryténoïdien.	3 Thyro-aryténoïdien.
	4 Crico-aryténoïdien latéral.	2 Crico-aryténoïdien latéral.	
	5 Crico-aryténoïdien postérieur.	3 Crico-aryténoïdien postérieur.	
		4 Aryténo-épiglottique.	4 Aryténo-épiglottique.
		5 Aryténoïdien.	5 Aryténoïdien.

LANGUE

Direction de ses fibres musculaires

	FIBRES LONGITUDINALES (*6 muscles*).	FIBRES TRANSVERSALES (*5 muscles*).	FIBRES VERTICALES (*2 muscles*).
1 Stylo-glosse.	1 Stylo-glosse (*faisceau inférieur*).	1 Stylo-glosse (*faisceau supérieur*).	
2 Hyo-glosse.	2 Hyo-glosse (*faisceaux postérieurs*).	2 Hyo-glosse (*faisceaux antérieurs*).	
3 Génio-glosse. . . .	3 Génio-glosse.	. . . .	1 Génio-glosse.
4 Pharyngo-glosse . . .	4 Pharyngo-glosse.		
5 Staphylo-glosse . . .	. . . .	3 Staphylo-glosse.	
6 Amygdalo-glosse. . .	. . . .	4 Amygdalo-glosse.	
7 Lingual supérieur . .	5 Lingual supérieur.		
8 Lingual inférieur. . .	6 Lingual inférieur.		
9 Lingual transverse. .	. . . .	5 Lingual trasverse.	
10 Lingual vertical . . .	. . . .	. . . .	2 Lingual vertical.

MEMBRE THORACIQUE (*Tableau synoptique général*).

60 MUSCLES : 11 EXTRINSÈQUES, 49 INTRINSÈQUES.

Clavicule (6 *muscles*).	Scapulum (16 *muscles*).	Humérus (24 *muscles*).	Radius (10 *muscles*).	Cubitus (1[illegible] *muscles*).	Carpe (11 *muscles*).	Métacarpe (17 *muscles*).	Phalanges (24 *muscles*).
1 Sous-clavier.							
2 Sterno-cléido-hyoïdien.							
3 Sterno-cléido-mastoïdien.							
4 Trapèze.	1 Trapèze.						
5 Deltoïde.	2 Deltoïde.	1 Deltoïde.					
6 Grand pectoral.	. . . .	2 Grand pectoral.					
	3 Petit pectoral.						
	4 Scapulo-hyoïd.						
	5 Angulaire.						
	6 Rhomboïde.						
	7 Grand dentelé.						
	8 Sous-scapulaire	3 Sous-scapulaire					
	9 Sus-épineux.	4 Sus-épineux.					
	10 Sous-épineux.	5 Sous-épineux.					
	11 Petit rond.	6 Petit rond.					
	12 Grand rond.	7 Grand rond.					
	13 Grand dorsal.	8 Grand dorsal.					
. . . .	14 Triceps (*Longue portion*).	9 Triceps (*Vaste externe et Vaste interne*).	. . . .	[illegible] Triceps.	. . . .	. . . .	. . . .
. . . .	15 Biceps (*Longue et Courte portions*).	. . . .	1 Biceps.	. . . .	. . . .	. . . .	. . . .
	16 Coraco-brachial	10 Coraco-brachial					
		11 Brachial antérieur.	. . . .	[illegible] Brachial antérieur.			
. . . .	. . . .	12 Long supinat.	2 Long supinat.	. . . .	. . . .	. . . .	. . . .
		13 1er Radial ext.	. . . .	. . . .	. . . .	1 1er Radial ext.	
		14 2e Radial ext.	. . . .	. . . .	. . . .	2 2e Radial ext.	
		15 Court supinat.	3 Court supinat.	[illegible] Court supinat.			
. . . .	. . . .	16 Extenseur des doigts.	. . . .	. . . .	. . . .	. . . .	1 Extenseur des doigts.
		17 Extenseur du petit doigt.	. . . .	. . . .	. . . .	. . . .	2 Extenseur du petit doigt.
		18 Cubital postér.	. . . .	[illegible] Cubital postér.	. . . .	3 Cubital postér.	
		19 Anconé. . . .	. . . .	[illegible] Anconé.			

MEMBRE THORACIQUE (*Suite et fin du tableau synoptique général*).

60 MUSCLES : 11 EXTRINSÈQUES ; 49 INTRINSÈQUES.

Clavicule (6 *muscles*).	**Scapulum** (16 *muscles*).	**Humérus** (24 *muscles*).	**Radius** (10 *muscles*).	**Cubitus** (14 *muscles*).	**Carpe** (11 *muscles*).	**Métacarpe** (17 *muscles*).	**Phalanges** (24 *muscles*).
...	...	20 Rond pronat.	4 Rond pronat.	6 Rond pronat.	...	...	...
		21 Gr. palmaire.	...	...	...	4 Grand palmaire	
		22 Petit palmaire.	...	...	1 Petit palmaire.	5 Petit palmaire.	
		23 Cubital antér.	...	7 Cubital anter.	2 Cubital antér.	6 Cubital antér.	
...	...	24 Fléchisseur superficiel des doigts.	5 Fléchisseur superficiel des doigts.	8 Fléchisseur superficiel des doigts.	...	...	3 Fléchisseur superficiel des doigts.
			6 Fléchiss. prof. des doigts.	9 Fléchiss. prof. des doigts	...	...	4 Fléchiss. prof. des doigts.
			7 Long fléchisseur du pouce.	...	...	...	5 Long fléchisseur du pouce
			8 Carré pronat.	10 Carré pronat.			
...	...	...	9 Long abducteur du pouce.	11 Long abducteur du pouce.	3 Long abducteur du pouce.	7 Long abducteur du pouce.	...
			10 Court extenseur du pouce.	12 Court extenseur du pouce.	...	...	6 Court extenseur du pouce.
				13 Long extenseur du pouce.	...	...	7 Long extenseur du pouce.
				14 Extenseur de l'index.	...	...	8 Extenseur de l'index.
...	...	...	...	...	4 Palmaire cutané	...	...
						8 4 Interosseux d.	9 4 Interosseux d.
					5 Court abducteur du pouce.	...	10 Court abducteur du pouce.
					6 Court fléchisseur du pouce.	...	11 Court fléchisseur du pouce.
					7 Opp. du pouce.	9 Opp. du pouce	
					8 Abducteur du petit doigt.	...	12 Abducteur du petit doigt.
					9 Fléchisseur du petit doigt.	...	13 Fléchisseur du petit doigt.
	...				10 Opposant du petit doigt.	10 Opposant du petit doigt.	
	...				...	11 3 Interosseux palmaires.	14 3 Interosseux palmaires.
					11 Add. du pouce.	12 Add. du pouce.	15 Add. du pouce
							16 4 Lombricaux.

MEMBRE ABDOMINAL (*Tableau synoptique général*).

66 MUSCLES : 15 EXTRINSÈQUES ET 51 INTRINSÈQUES.

COXAL (*36 muscles*).	FÉMUR (*19 muscles*).	TIBIA (*14 muscles*).	PÉRONÉ (*9 muscles*).	TARSE (*11 muscles*).	MÉTATARSE (*16 muscles*).	PHALANGES (*24 muscles*).
1 Ischio - coccygien.						
2 Ischio - caverneux.						
3 Transv. superf.						
4 Transv. profond.						
5 Releveur de l'anus.						
6 Pyramidal de l'abd.	. . . .	. . . .	. . . .	. . . .	. . . .	. . . .
7 Gr. droit de l'abd.						
8 Gr. obl. de l'abd.						
9 Pt. obl. de l'abd.						
10 Transv. de l'abd.						
11 Grand dorsal.						
12 Sacro-lombaire.						
13 Long dorsal.						
14 Carré des lombes.						
15 Petit psoas.						
16 Iliaque.	1 Psoas-iliaque.	. . . .	. . . .	. . . .	. . . .	. . . .
17 Grand fessier.	2 Grand fessier.					
18 Moyen fessier.	3 Moyen fessier.	. . . .	. . . .	. . . .	. . . .	. . . .
19 Petit fessier.	4 Petit fessier.					
20 Pyramidal du b.	5 Pyramidal du b.					
21 Jumeau supérieur.	6 Jumeau supérieur.					
22 Obturateur int.	7 Obturateur int.					
23 Jumeau inférieur.	8 Jumeau inférieur.					
24 Obturateur ext.	9 Obturateur ext.					
25 Carré crural.	10 Carré crural.					
26 3e adducteur.	11 3e adducteur.					
27 2e adducteur.	12 2e adducteur.					
28 1er adducteur.	13 1er adducteur.					
29 Pectiné.	14 Pectiné.					
30 Droit interne.	. . . .	1 Droit interne.	. . . .	. . . .	. . . .	. . . .
31 Gr. droit antér.	15 Vaste externe. 15bis Vaste interne.	2 Triceps crural.				
32 Couturier.	. . . .	3 Couturier.				
33 Tenseur du f. lata.	. . . .	4 Tenseur du f. lata.	[illegible]			

MEMBRE ABDOMINAL (*Suite et fin du tableau synoptique général*).

66 MUSCLES : 15 EXTRINSÈQUES ET 51 INTRINSÈQUES.

COXAL (*36 muscles*).	FÉMUR (*19 muscles*).	TIBIA (*14 muscles*).	PÉRONÉ (*9 muscles*).	TARSE (*11 muscles*).	MÉTATARSE (*16 muscles*).	PHALANGES (*24 muscles*).
34 Biceps crural (*L. p.*)	16 Biceps crural (*C. p.*)	5 Biceps crural.	1 Biceps crural.	. . . .	. . . .	. . . .
35 Demi-tendineux.	. . . .	6 Demi-tendineux.				
36 Demi-membran.	17 Demi-membran.	7 Demi-membran.				
. . . .	18 Jumeau interne.	. . . .	. . . .	. . . .	. . . .	. . . .
	18bis Jumeau ext. 18ter Plantaire grêle.	8 Soléaire	2 Soléaire.	1 Triceps sural.		
	19 Poplité.	9 Poplité.				
. . . .	. . . .	10 Long fléchisseur des orteils.	. . . .	. . . .	. . . .	1 Long fléch. des orteils.
		11 Jambier postér.	3 Jambier post.	2 Jambier post.	1 Jambier post.	
			4 Long fl. du gros orteil.	. . . .	. . . .	2 Long fl. du gros orteil.
. . . .	. . . .	12 Long péronier lat.	5 Long pér. lat.	. . . .	2 Long pér. lat.	. . . .
			6 Court pér. lat.	. . . .	3 Court pér. lat.	
			7 Péronier ant.	. . . .	4 Péronier ant.	
. . . .	. . . .	13 Ext. des orteils.	8 Ext. des ort.	. . . .	. . . .	3 Ext. des ort.
			9 Ext. du gros o.	. . . .	. . . .	4 Ext. du gr. o.
		14 Jambier antérieur.	. . . .	3 Jambier ant.	5 Jambier ant.	
. . . .	. . . .	. . . .	. . . .	4 Pédieux.	. . . .	5 Pédieux.
. . . .	. . . .	. . . .	. . . .	5 Court fl. des o.	. . . .	6 Court fl. des o.
				6 Accessoire.	. . . .	7 Accessoire.
				7 Abd. du gros o.	. . . .	8 Abd. du gr. o.
				8 Court fl. du gros orteil.	. . . .	9 Court fl. du gros orteil.
				9 Abd. du p^t ort.	6 Abd. du p^t ort.	10 Abd. du p^t ort.
					7 Fl. du p^t ort.	11 Fl. du p^t ort.
				10 Add. obl. du gros orteil.	8 Add. obl. du gros orteil.	12 Add. obl. du gros orteil.
					9 Add. transv. du gros ort.	13 Add. transv. du gros ort.
				11 1er Interosseux dorsal.	10 4 Interosseux dorsaux.	14 4 Interosseux dorsaux.
					11 3 Interosseux plantaires.	15 3 Interosseux plantaires.
						16 4 Lombricaux.

TRONC (*Tableau synoptique général*).

104 Muscles : 33 extrinsèques et 71 intrinsèques.

STERNUM (*8 muscles*)	ARCS CHONDRO-COSTAUX (*58 muscles*).	COLONNE VERTÉBRALE (*68 muscles*).
1 Sterno-cléido-hyoïdien.		
2 Sterno-cléido-mastoïdien.		
3 Sterno-thyroïdien	1 Sterno-thyroïdien.	
4 Grand pectoral	2 Grand pectoral.	
	3 Petit pectoral.	
	4 Sous-clavier.	
	5 Grand dentelé.	
5 Grand droit de l'abdomen	6 Grand droit de l'abdomen.	
	7 Grand oblique de l'abdomen.	
	8 Petit oblique de l'abdomen	1 Petit oblique de l'abdomen.
6 Transverse de l'abdomen	9 Transverse de l'abdomen	2 Transverse de l'abdomen.
7 Diaphragme	10 Diaphragme.	3 Diaphragme.
8 Triangulaire du sternum	11 Triangulaire du sternum.	
		4 Trapèze.
	12 Grand dorsal	5 Grand dorsal.
		6 Rhomboïde.
	13 Petit dentelé postéro-supérieur.	7 Petit dentelé postéro-supérieur.
	14 Petit dentelé postéro-inférieur.	8 Petit dentelé postéro-inférieur.
	15 Sacro-lombaire	9 Sacro-lombaire.
	16 Long dorsal.	10 Long dorsal.
	[illegible]	11 Transversaire épineux.
	17 [illegible]	12 [illegible]
	18 Scalène antérieur.	13 Scalène antérieur.
	19 Scalène postérieur.	14 Scalène postérieur.
	20 Douze Sur-costaux	15 Douze Sur-costaux.
	21 Onze Intercostaux externes.	
	22 Onze Intercostaux internes.	
	23 Cinq Sous-costaux.	
		16 Petit psoas.
		17 Psoas-iliaque.
		18 Splénius.
		19 Petit complexus.
		20 Grand complexus.
		21 Angulaire.
		22 Transversaire du cou.
		23 Onze Intertransv. du cou.
		24 Six Interépineux du cou.
		25 Oblique du cou (*Grand* ou *Infér.*).
		26 Grand droit postérieur.
		27 Petit droit postérieur.
		28 Obl. de la tête (*Pet.* ou *Supér.*).
		29 Droit latéral.
		30 Petit droit antérieur.
		31 Grand droit antérieur de la tête.
		32 Long du cou.
		33 Cinq Intertransv. des lombes.
		34 Grand fessier.
		35 Pyramidal du bassin.
		36 Ischio-coccygien.
		37 Releveur de l'anus.
		38 Sphincter externe.

TÊTE (*Tableau synoptique général*).

69 MUSCLES : 14 EXTRINSÈQUES ET 55 INTRINSÈQUES.

CRANE (*32 muscles*).	ARC MAXILLO PALATIN (*18 muscles*).	ARC MANDIBULAIRE (*16 muscles*).	OSSELETS DE L'OREILLE MOYENNE. (*2 muscles*).	ARC HYOÏDIEN (*13 muscles*).	LARYNX (*13 muscles*).
1 Trapèze.					
2 St.-cléido-mast.					
3 Splénius.					
4 Petit complexus.					
5 Grand complexus.					
6 Petit droit postér.					....
7 Grand droitpostér.					
8 Oblique de la tête.					
9 Droit latéral.					
10 Petit droit antér.					
11 Grand droit antér.					
12 Digastrique.	....	1 Digastrique.	....	1 Digastrique.	....
13 Stylo-hyoïdien.	....	....	....	2 Stylo-hyoïdien.	
14 Stylo-glosse.					
15 Stylo-pharyngien.	....	....	....	3 Stylo-pharyngien.	1 Stylo-pharyngien.
16 Masséter.	1 Masséter.	2 Masséter.	....	....	....
17 Temporal.	....	3 Temporal.			
18 Ptérygoïdien ext.	2 Ptérygoïdien ext.	4 Ptérygoïdien ext.			
19 Ptérygoïdien int.	3 Ptérygoïdien int.	5 Ptérygoïdien int.			
20 Péristaphylin ext.	4 Péristaphylin ext.	....	....	....	....
21 Péristaphylin int.					
22 Occipito-staphylin.					
23 Constricteur sup.	....	6 Constricteur sup.	....	4 Constricteur moy.	2 Constricteur inf.
....	....	....	....	....	3 Pharyngo-staphyl.
....	....	....	....	....	4 Pharyngo-glosse.
....	5 Palato-staphylin.	....	....	....	....
24 Buccinateur.	6 Buccinateur.	7 Buccinateur.			
25 Releveur palpébr.	....	....	....	....	....
26 Grand obl. de l'œil.					
....	7 Pt obl. de l'œil.				
27 Droit supérieur.					
28 Droit externe.					
29 Droit inférieur.					
30 Droit interne.					
31 M. du marteau.	....	....	1 M. du marteau.	....	....
32 Muscle de l'étrier.	....	....	2 Muscle de l'étrier.		

TÊTE *(Suite et fin du tableau synoptique général).*

69 MUSCLES : 14 EXTRINSÈQUES ET 55 INTRINSÈQUES.

CRANE *(39 muscles).*	ARC MAXILLO-PALATIN *(18 muscles).*	ARC MANDIBULAIRE *(16 muscles).*	OSSELETS DE L'OREILLE MOYENNE. *(2 muscles).*	ARC HYOÏDIEN *(13 muscles).*	LARYNX *(13 muscles).*
33 Occipital. 34 Auriculaire post. 35 Auriculaire antér. 36 Frontal. 37 Sourcilier.					
38 Orbiculaire palp.	8 Orbiculaire palp.				
	9 Orbiculaire des lèv.	8 Orbiculaire des lèv.			
	10 Grand zygomat. 11 Petit zygomat.				
39 Releveur superf.	12 Releveur superf.				
	13 Releveur profond. 14 Canin.				
	15 Myrtiforme. 16 Dilatateur du nez. 17 Transverse du nez. 18 Pyramidal.				
		9 Houppe du menton. 10 Carré du menton. 11 Triangul. des lèvres. 12 Transv. du menton.			
		13 Peaucier du cou.			
		14 Mylo-hyoïdien.		5 Mylo-hyoïdien.	
		15 Génio-hyoïdien.		6 Génio-hyoïdien.	
		16 Génio-glosse.		7 Génio-glosse.	
				8 Hyo-glosse. 9 Lingual inférieur.	
				10 Lingual supérieur.	5 Lingual supérieur.
				11 Thyro-hyoïdien.	6 Thyro-hyoïdien.
					7 Crico-thyroïdien. 8 Thyro-aryten. 9 Crico-aryt. latéral. 10 Crico-aryt. post. 11 Aryténo-épiglott. 12 Aryténoïdien.
				12 St.-cléido-hyoïd. 13 Scapulo-hyoïdien.	13 Sterno-thyroïdien.

MUSCLES RATTACHANT LES 4 GRANDS SEGMENTS DU CORPS ENTRE EUX

MEMBRE THORACIQUE (*12 muscles*).	MEMBRE ABDOMINAL (*15 muscles*).	TRONC (*35 muscles*).	TÊTE (*15 muscles*).
1 Grand dorsal.	1 Grand dorsal.	1 Grand dorsal.	
2 Peaucier du cou (1).		2 Peaucier du cou.	1 Peaucier du cou.
3 Sterno-cléido-mast.		3 Sterno-cléido-mast.	2 Sterno-cléido-mast.
4 Sterno-cléido-hyoïdien		4 Sterno-cléido-hyoïd.	3 Sterno-cléido-hyoïd.
5 Trapèze		5 Trapèze.	4 Trapèze.
6 Grand pectoral		6 Grand pectoral.	
7 Petit pectoral		7 Petit pectoral.	
8 Sous-clavier		8 Sous-clavier.	
9 Angulaire		9 Angulaire.	
10 Rhomboïde		10 Rhomboïde.	
11 Grand dentelé		11 Grand dentelé.	
12 Scapulo-hyoïdien			5 Scapulo-hyoïdien.
	2 Pyramidal de l'abd.	12 Pyramidal de l'abd.	
	3 Grand droit de l'abd.	13 Grand droit de l'abd.	
	4 Gr. oblique de l'abd.	14 Gr. oblique de l'abd.	
	5 Petit oblique de l'abd.	15 Petit oblique de l'abd.	
	6 Transverse de l'abd.	16 Transverse de l'abd.	
	7 Sacro-lombaire.	17 Sacro-lombaire.	
	8 Long dorsal.	18 Long dorsal.	
	9 Carré des lombes.	19 Carré des lombes.	
	10 Petit psoas.	20 Petit psoas.	
	11 Ischio-coccygien.	21 Ischio-coccygien.	
	12 Releveur de l'anus.	22 Releveur de l'anus.	
	13 Grand fessier.	23 Grand fessier.	
	14 Pyramidal du bassin.	24 Pyramidal du bassin.	
	15 Psoas-iliaque.	25 Psoas-iliaque.	
		26 Sterno-thyroïdien.	6 Sterno-thyroïdien.
		27 Splénius.	7 Splénius.
		28 Petit complexus.	8 Petit complexus.
		29 Grand complexus.	9 Grand complexus.
		30 Petit droit postérieur.	10 Petit droit postérieur.
		31 Gr. droit postérieur.	11 Gr. droit postérieur.
		32 Oblique de la tête.	12 Oblique de la tête.
		33 Droit latéral.	13 Droit latéral.
		34 Petit droit antérieur.	14 Petit droit antérieur.
		35 Grand droit antérieur de la tête.	15 Grand droit antérieur de la tête.

(1) Le Peaucier, quoique ne prenant insertion sur aucun os du membre thoracique et du tronc, peut être néanmoins considéré comme reliant ces deux segments à la tête.

MUSCLES

PAR ORDRE ALPHABÉTIQUE

Nomenclature usuelle.	*Nomenclature de Chaussier* (1).
	A
Abducteur (long) du pouce. .	CUBITO-RADI-SUS-MÉTACARPIEN.
Abducteur (court) du pouce.	SCAPHO-PHALANGIEN.
Abducteur du petit doigt. . .	PISI-PHALANGIEN.
Abductéur du gros orteil . .	CALCANÉO-PHALANGIEN DU GROS ORTEIL.
Abducteur du petit orteil. . .	CALCANÉO-PHALANGIEN DU PETIT ORTEIL.
Adducteur du pouce.	MÉTACARPO-PHALANGIEN.
Adducteur (*ou 1er moyen*) **de la cuisse.**	SPINI-PUBIO-FÉMORAL.
Adducteur (*ou 2e petit*) **de la cuisse.**	SOUS-PUBIO-FÉMORAL.
Adducteur (*ou 3e grand*) **de la cuisse** (2).	ISCHIO-PUBI-FÉMORAL.
Adducteur oblique du gros orteil.	TARSO-MÉTATARSI-PHALANGIEN.
Adducteur transverse du gros orteil.	MÉTATARSO-PHALANGIEN DU GROS ORTEIL.
Amygdalo-glosse.	AMYGDALO-GLOSSE.
Anconé	ÉPICONDYLO-CUBITAL.
Angulaire (3).	TRACHÉLO-ANGULI-SCAPULAIRE.
Auriculaire postérieur. . . .	MASTOÏDO-CONCHINIEN.

(1) Cette nomenclature, complétée par Dumas (de Montpellier), résume les insertions musculaires

(2) Dans la nomenclature latine les Adducteurs de la cuisse se nommaient *Custodes virginitatis*.

(3) *Muscle de la patience* (Spigel).

Auriculaire supérieur. . . .	TEMPORO-CONCHINIEN.
Auriculaire antérieur	ZYGOMATICO-CONCHINIEN.
Aryténo-épiglottique.	ARYTÉNO-ÉPIGLOTTIQUE.
Aryténoïdien.	ARYTÉNOÏDIEN.

B

Biceps brachial.	SCAPULO-CORACO-RADIAL.
Biceps crural	ISCHIO-FÉMORO-PÉRONIER.
Brachial antérieur.	HUMÉRO-CUBITAL.
Buccinateur.	ALVÉOLO-MAXILLAIRE.
Bulbo-caverneux.	BULBO-SYNDESMO-CAVERNEUX.

C

Canin	SUS-MAXILLO-LABIAL.
Carré des lombes.	ILIO-LOMBI-COSTAL.
Carré du menton.	MENTONNIER-LABIAL.
Clavier (sous-).	COSTO-CLAVICULAIRE.
Complexus (grand) (1)	DORSI-TRACHÉLO-OCCIPITAL.
Complexus (petit).	TRACHÉLO-MASTOÏDIEN.
Constricteur supérieur du pharynx.	PTÉRYGO-SYNDESMO-STAPHYLI-PHARYNGIEN.
Constricteur moyen.	HYO-GLOSSO-BASI-PHARYNGIEN.
Constricteur inférieur.	CRICO-THYRO-PHARYNGIEN.
Constricteur du vagin. . . .	ANNULO-SYNDESMO-CLITORIDIEN.
Coraco-brachial	CORACO-HUMÉRAL.
Costaux (sur-).	SUR-COSTAUX.
Costaux (sous-)	SOUS-COSTAUX.
Couturier	ILIO-CRÊTI-TIBIAL.
Crico-aryténoïdien latéral. .	CRICO-LATÉRI-ARYTÉNOÏDIEN.
Crico-aryténoïdien postérieur.	CRICO-CRÊTI-ARYTÉNOÏDIEN.
Crico-thyroïdien	CRICO-THYROÏDIEN.
Crural (carré).	TUBER-ISCHIO-TROCHANTÉRIEN.
Cubital antérieur.	ÉPITROCHLO-CUBITO-CARPIEN.
Cubital postérieur.	ÉPICONDY-CUBITO-SUS-MÉTACARPIEN.

D

Deltoïde.	SOUS-ACROMIO-CLAVICULAIRE.
Dentelé (grand).	COSTO-BASI-SCAPULAIRE.

(1) *L'Embarrassé* (Palfin).

Dentelé (petit) postéro-sup.	CERVICI-DORSO-COSTAL.
Dentelé (petit) postéro-inf.	DORSI-LOMBO-COSTAL.
Diaphragme (1).	THORACO-ABDOMINAL.
Digastrique (2).	MASTOÏDO-GÉNIEN.
Dorsal (grand) (3)	DORSI-LOMBO-SACRO-HUMÉRAL.
Dorsal (long).	LOMBO-DORSO-COSTAL et LOMBO-DORSO-SPINAL.
Droit (interne) de la cuisse.	SOUS-PUBIO-CRÊTI-TIBIAL.
Droit antér. de la cuisse.	ILIO-ROTULIEN.
Droit (grand) de l'abdomen.	PUBIO-STERNAL.
Droit (petit) postérieur. . .	TUBER-ATLOÏDO-OCCIPITAL.
Droit (grand) postérieur . .	SPINI-AXOÏDO-OCCIPITAL.
Droit (latéral) (4)	TRACHÉLI-ATLOÏDO-BASILAIRE.
Droit (petit) antérieur (5). .	PETIT TRACHÉLO-BASILAIRE.
Droit (grand) ant. de la tête.	GRAND TRACHÉLO-BASILAIRE.
Droit supérieur (6).	SUS-OPTICO-SPHÉNI-SCLÉROTICIEN.
Droit externe (7).	ORBITO-EXTUS-SCLÉROTICIEN.
Droit inférieur (8)	SOUS-OPTI-SPHÉNO-SCLÉROTICIEN.
Droit interne (9)	ORBITO-INTUS-SCLÉROTICIEN.

E

Épineux (sus-)	SUS-SPINI-SCAPULO-TROCHITÉRIEN.
Épineux (sous-)	SOUS-SPINI-SCAPULO-TROCHITÉRIEN.
Étrier (muscle de l').	PYRAMIDO-STAPÉDIEN.
Extenseur des doigts.	ÉPICONDYLO - SUS - PHALANGETTIEN COMMUN.
Extenseur du petit doigt. . .	ÉPICONDYLO-SUS-PHALANGETTIEN DU PETIT DOIGT.
Extenseur (court) du pouce .	CUBITO-SUS-PHALANGIEN DU POUCE.

1 *La Haie traverse* (Ch. Étienne).
2 *L'Ouvre-bouche* (Paré).
3 *Scalptor ani.*
4 *Le Rengorgeur droit* (Dupré).
5 *Le Rengorgeur oblique* (Dupré).
6 *Superbus* (Casserius).
7 *Indignatorius* (Casserius).
8 *Humilis* (Casserius).
9 *Amatorius seu Bibitorius* (Casserius).

Extenseur (long) du pouce. .	CUBITO-SUS-PHALANGETTIEN DU POUCE
Extenseur de l'index.	CUBITO-SUS-PHALANGETTIEN DE L'INDEX.
Extenseur du gros orteil. . .	PÉRONÉO-SUS-PHALANGETTIEN.
Extenseur des orteils. . . .	PÉRONÉO-TIBI-SUS-PHALANGETTIEN.

F

Fessier (grand).	ILIO-SACRO-FÉMORAL.
Fessier (moyen).	ILIO-TROCHANTÉRIEN.
Fessier (petit).	ILIO-ISCHII-TROCHANTÉRIEN.
Fléch. superf. des doigts.	ÉPITROCHLO-CORONI-PHALANGINIEN.
Fléchisseur profond des doigts	CUBITO-PHALANGETTIEN.
Fléchisseur (long) du pouce.	RADIO-PHALANGETTIEN.
Fléchisseur (court) du pouce.	TRAPÉZO-PHALANGIEN.
Fléchisseur du petit doigt. .	UNCI-PHALANGIEN.
Fléch. (long) du gros orteil.	PÉRONÉO-PHALANGETTIEN.
Fléchisseur (long) des orteils.	TIBIO-PHALANGETTIEN.
Fléch. (court) des orteils.	CALCANÉO-PHALANGINIEN.
Fléch. (court) du gros orteil.	TARSO-PHALANGIEN.
Fléchisseur du petit orteil. .	MÉTATARSO-PHALANGIEN DU PETIT ORTEIL.
Frontal	FRONTO-SOURCILIER.

G

Génio-glosse.	GÉNIO-GLOSSE.
Génio-hyoïdien	GÉNIO-HYOÏDIEN.
Glosso-staphylin.	GLOSSO-STAPHYLIN.

H

Houppe du menton.	SOUS-MAXILLO-CUTANÉ.
Hyo-glosse.	HYO-CHONDRO-GLOSSE.

I

Iliaque.	ILIACO-TROCHANTIN.
Intercostaux externes. . . .	INTER-LATERI-COSTAUX.
Intercostaux internes. . . .	INTER-PLEVRI-COSTAUX.

Interépineux	INTERÉPINEUX.
Interosseux dorsaux de la main.	SUS - MÉTACARPO - LATÉRI - PHALANGIENS.
Interosseux palmaires	SOUS - MÉTACARPO - LATÉRI - PHALANGIENS.
Interosseux dorsaux du pied.	SUS - MÉTATARSO - LATÉRI - PHALANGIENS.
Interosseux plantaires	SOUS - MÉTATARSO - LATÉRI - PHALANGIENS.
Intertransversaires du cou. .	INTERTRANSVERSAIRES DU COU.
Intertransvers. des lombes .	INTERTRANSVERSAIRES DES LOMBES.
Ischio-caverneux	ISCHIO-CAVERNEUX.
Ischio-coccygien.	ISCHIO-COCCYGIEN.

J

Jambier antérieur (1)	TIBIO-SUS-MÉTATARSIEN.
Jambier postérieur.	TIBIO-PÉRONÉO-TARSIEN.
Jumeau supérieur	ISCHIO - SPINI - TROCHANTÉRIEN SUP.
Jumeau inférieur	ISCHIO - SPINI - TROCHANTÉRIEN INF.
Jumeaux de la jambe (2).	BIFÉMORO-CALCANÉEN.

L

Lingual inférieur.	LINGUAL INFÉRIEUR.
Lingual supérieur	LINGUAL SUPÉRIEUR.
Lingual transverse.	LINGUAL TRANSVERSE.
Lingual vertical.	LINGUAL VERTICAL.
Lombricaux de la main (3) . .	PALMI-TENDINO-PHALANGIENS.
Lombricaux du pied.	PLANTI-TENDINO-PHALANGIENS.
Long du cou	PRÉ-DORSO-CERVICAL.

M

Marteau (muscle du).	SALPINGO-MALLÉEN.
Masséter (4).	ZYGOMATICO-MAXILLAIRE.
Membraneux (demi-)	ISCHIO-POPLITI-TIBIAL.
Mylo-hyoïdien.	MYLO-HYOÏDIEN.
Myrtiforme	MAXILLO-ALVÉOLI-NASAL.

1 *Muscle de la chaîne* (Spigel).
2 *Bourse charnue* (Columbus).
3 *Lamproyons* (Paré).
4 *Le Meulant* (Ch. Étienne).

O

Oblique (grand) de l'abdomen.	ILIO-PUBI-COSTO-ABDOMINAL.
Oblique (petit) de l'abdomen.	ILIO-LOMBO-COSTI-ABDOMINAL.
Oblique du cou (*grand*) . . .	SPINI-AXOÏDO-TRACHÉLI-ATLOÏDIEN.
Oblique de la tête (*petit*) . . .	TRACHÉLO-ATLOÏDO-OCCIPITAL.
Oblique (grand) de l'œil . . .	OPTICO-TROCHLÉI-SCLÉROTICIEN.
Oblique (petit) de l'œil. . . .	MAXILLO-SCLÉROTICIEN.
Obturateur externe	EXTRA-PELVIO-TROCHANTÉRIEN.
Obturateur interne (1)	INTRA-PELVIO-TROCHANTÉRIEN.
Occipital.	OCCIPITO-FRONTAL.
Occipito-staphylin.	OCCIPITO-STAPHYLIN.
Orbiculaire des lèvres. . . .	LABIAL.
Orbiculaire des paupières. . .	MAXILLO-PALPÉBRAL.
Opposant du pouce.	TRAPÉZO-MÉTACARPIEN.
Opposant du petit doigt. . .	PISI-MÉTACARPIEN.

P

Palato-staphylin.	PALATO-STAPHYLIN.
Palmaire (grand).	ÉPITROCHLO-MÉTACARPIEN.
Palmaire (petit).	ÉPITROCHLO-CARPI-PALMAIRE.
Palmaire cutané.	PALMAIRE CUTANÉ.
Peaucier (2)	THORACO-MAXILLAIRE.
Pectoral (grand).	STERNO-COSTO-CLAVIO-HUMÉRAL.
Pectoral (petit).	COSTO-CORACOÏDIEN.
Pectiné	PUBIO-FÉMORAL.
Pédieux	CALCANÉO-SUS-PHALANGETTIEN.
Péristaphylin externe . . .	SPHÉNO-SALPINGO-STAPHYLIN.
Péristaphylin interne. . . .	PÉTRO-SALPINGO-STAPHYLIN.
Péronier antérieur.	PETIT-PÉRONÉO-SUS-MÉTATARSIEN.
Péronier (court) latéral . .	GRAND PÉRONÉO-SUS-MÉTATARSIEN.
Péronier (long) latéral. . . .	TIBI-PÉRONÉO-MÉTATARSIEN.
Pharyngo-glosse.	PHARYNGO-GLOSSE.
Pharyngo-staphylin.	PALATO-PHARYNGIEN.
Plantaire grêle	PETIT FÉMORO-CALCANÉEN.

1 *Le Boursier* (Bachet).
2 *Le Pannicule charnu* (Cabrol).

Poplité	FÉMORO-POPLITI-TIBIAL.
Pronateur (rond)	ÉPITROCHLO-RADIAL.
Pronateur (carré) (1)	CUBITO-RADIAL.
Psoas (grand).	PRÉ-LOMBO-TROCHANTIN.
Psoas (petit).	PRÉ-LOMBO-PUBIEN.
Ptérygoïdien externe	PTÉRYGO-COLLI-MAXILLAIRE.
Ptérygoïdien interne.	PTÉRYGO-ANGULI-MAXILLAIRE.
Pyramidal de l'abdomen. . .	PUBIO-OMBILICAL.
Pyramidal du bassin.	SACRO-ILI-TROCHANTÉRIEN.
Pyramidal de la face.	FRONTO-NASAL.

R

Radial externe (premier). . .	HUMÉRO-SUS-MÉTACARPIEN.
Radial externe (deuxième). .	ÉPICONDYLO-SUS-MÉTACARPIEN.
Releveur naso-labial superf.	MAXILLO-LABII-NASAL.
Releveur naso-labial profond.	ORBITO-MAXILLI-LABIAL.
Releveur palpébral.	ORBITO-SUS-PALPÉBRAL.
Releveur de l'anus.	PUBIO-COCCYGI-ANNULAIRE.
Rhomboïde	CERVICI-DORSO-SCAPULAIRE.
Rond (grand) (2).	ANGULI-SCAPULO-HUMÉRAL.
Rond (petit) (3)	MARGINI-SUS-SCAPULO-TROCHITÉRIEN.

S

Sacro-lombaire	LOMBO-COSTO-TRACHÉLIEN.
Scalène (antérieur).	TRACHÉLO-COSTAL ANTÉRIEUR.
Scalène (postérieur)	TRACHÉLO-COSTAL POSTÉRIEUR.
Scapulaire (sous-) (4)	SOUS-SCAPULO-TROCHINIEN.
Soléaire.	TIBIO-PÉRONÉI-CALCANÉEN.
Scapulo-hyoïdien	SCAPULO-HYOÏDIEN.
Sourcilier.	CUTANÉO-SOURCILIER.
Sphincter externe.	COCCYGIO-CUTANÉ-SPHINCTER.
Splénius.	CERVICO - DORSI - MASTOÏDIEN et DORSO-TRACHÉLIEN.

1 *Le Bracelet.*
2 *Le Basset.*
3 *Le Rondelet* (Guillemeau).
4 *Le Portefeuille* (Paré).

Sterno-cléido-mastoïdien . . .	STERNO-CLAVIO-MASTOÏDIEN.
Sterno-cléido-hyoïdien	STERNO-CLAVIO-HYOÏDIEN.
Sterno-thyroïdien	STERNO-THYROÏDIEN.
Stylo-glosse	STYLO-GLOSSE.
Stylo-hyoïdien	STYLO-HYOÏDIEN.
Stylo-pharyngien	STYLO-THYRO-PHARYNGIEN.
Supinateur (long)	HUMÉRO-SUS-RADIAL.
Supinateur (court)	ÉPICONDYLO-RADIAL.

T

Temporal	ARCADI-TEMPORO-MAXILLAIRE.
Tendineux (demi-)	ISCHIO-CRÉTI-TIBIAL.
Tenseur du fascia lata	ILIO-APONÉVROSI-FÉMORAL.
Thyro-aryténoïdien	THYRO-ARYTÉNOÏDIEN.
Thyro-hyoïdien	HYO-THYROÏDIEN.
Transversaire du cou	DORSO-TRACHÉLIEN.
Transversaire épineux	TRANSVERSO-SPINAL.
Transverse superficiel	ISCHIO-PROSTATIQUE.
Transverse profond	ISCHIO-PUBI-PROSTATIQUE.
Transverse de l'abdomen . . .	LOMBO-ILI-ABDOMINAL.
Transverse du nez	MAXILLO-NARINAL.
Trapèze (2)	OCCIPITI-DORSO-CLAVI-SUS-ACROMIEN.
Triangulaire du sternum . .	STERNO-COSTAL.
Triangulaire des lèvres . . .	SOUS-MAXILLO-LABIAL.
Triceps brachial	SCAPULO-HUMÉRO-OLÉCRANIEN.
Triceps crural	ILII-FÉMORO-TIBIAL.

Z

Zygomatique (grand)	GRAND-ZYGOMATO-LABIAL.
Zygomatique (petit)	PETIT-ZYGOMATO-LABIAL.

2 *Le Capuchon* (Columbus), *le Chaperon de moine* (Étienne de la Rivière).

INSERTIONS LIGAMENTEUSES

MEMBRE THORACIQUE

CLAVICULE

ART. STERNO-CLAVICULAIRE (*Double emboîtement réciproque*).	**Fibro - cartilage.**	*Extrémité int.,*	Facette sternale (part. sup., 5 mill).
	1 L[t] antérieur.	*Extrémité int.,*	Partie antérieure.
	2 L[t] supérieur (*Interclaviculaire*).	*Extrémité int.,*	Partie supérieure.
	3 L[t] postérieur.	*Extrémité int.,*	Partie postérieure.
	4 L[t] inférieur (*Costo-claviculaire*).	*Extrémité int.,*	Partie inférieure.
ART. ACROMIO-CLAVICULAIRE (*Arthrodie*).	**1 L[t] supérieur.**	*Extrémité ext.,*	Partie supérieure.
	2 L[t] inférieur.	*Extrémité ext.,*	Partie inférieure.
L[ts] CORACO-CLAVICULAIRES.	**1 L[t] postérieur** (*Conoïde*).	*Extrémité ext.,*	Face infér., tubercule postérieur.
	2 L[t] antérieur (*Trapézoïde*).	*Extrémité ext.,*	Face infér., ligne oblique rugueuse.

SCAPULUM.

Articulation	Ligament	Insertion	Partie
ART. ACROMIO-CLAVICULAIRE (*Arthrodie*).	**1 Lt supérieur.**	*Acromion,*	Face supérieure.
	2 Lt inférieur.	*Acromion,*	Face infér.
Lts CORACO-CLAVICULAIRES.	**1 Lt postérieur** (*Conoïde*).	*Ap. coracoïde,*	Base.
	2 Lt antérieur (*Trapézoïde*).	*Ap. coracoïde,*	Bord interne, p. postér.
Lts INTRINSÈQUES.	**1 Lt coracoïdien.**	a. *Apophyse coracoïde,*	Base.
		b. *Bord supérieur,*	Partie externe.
	2 Lt acromio-coracoïdien.	a. *Apophyse coracoïde,*	Bord externe.
		b. *Acromion,*	Sommet.
ART. SCAPULO-HUMÉRALE (*Énarthrose*).	**Bourrelet glénoïdien.**	*Cavité glénoïde,*	Pourtour.
	1 Capsule.	1° *Bourrelet glénoïdien,*	P. inférieure.
		2° *Cav. glénoïde,*	P. supérieure, au-delà du bourrelet.
	2 Lt accessoire.		
	a. *P. Coraco-glénoïdienne.*	1° *Apophyse coracoïde,*	Bord externe.
		2° *Cav. glénoïde,*	Sommet.
	b. *P. Coraco-humérale.*	*Ap. coracoïde,*	Bord externe.

HUMÉRUS

Articulation	Ligament	Insertion	Partie
ART. SCAPULO-HUMÉRALE (*Énarthrose*).	1 **Capsule.**	*Col anatomique.*	
		Col chirurgical,	P. interne.
	2 **L^t accessoire** *P. Coraco-humérale.*	*Gr. tubérosité,*	Partie supérieure.
ART. HUMÉRO-CUBITALE (*Trochléenne*).	1 **L^t postérieur.**	*Cavité olécrân.,*	Pourtour, p. latérales.
	2 **L^t postéro-interne.**	*Épitrochlée,*	Partie postérieure et inférieure.
	3 **L^t antéro-interne.**	*Épitrochlée,*	Partie antérieure et inférieure.
	4 **L^t antérieur**	*Trochlée,*	Partie interne.
		Cavité coronoïdienne,	Pourtour.
		Dépression radiale,	Pourtour.
		Épicondyle,	Partie antér.
	5 **L^t antéro-externe.**	*Épicondyle,*	Partie inférieure.
	6 **L^t postéro-externe.**	*Épicondyle,*	Partie postérieure.

CUBITUS

Articulation	Ligament	Insertion	Partie
ART. HUMÉRO-CUBITALE (*Trochléenne*).	1 L[t] postérieur	*Olécrâne*,	Bec.
	2 L[t] postéro-interne.	*Gr. cav. sigm.*,	Bord interne.
	3 L[t] antéro-interne.	*Ap. coronoïde*,	Tuberc. int.
	4 L[t] antérieur.	*Ap. coronoïde*,	Partie antér.
	5 L[t] antéro-externe.	*P[te] cav. sigm.*,	Extrémités ant. et post.
	6 L[t] postéro-externe.	*Olécrâne*,	Bord externe.
ART. RADIO-CUBITALE SUPÉRIEURE (*Trochoïde*).	1 L[t] annulaire	*P[te] cav. sigm.*,	Extrémités ant. et post.
L[t] DE WEITBRECHT.	. . . .	*Ap. coronoïde*,	Partie inféro-externe.
Lt INTEROSSEUX.	. . . .	*Bord externe.*	
ART. RADIO-CUBITALE INFÉRIEURE (*Trochoïde*).	1 L[t] triangulaire.	*Fossette entre apophyse styloïde et tête.*	
	2 L[t] postérieur	*Gouttière post.*,	Partie externe.
	3 L[t] antérieur.	*Tête*,	Partie antéro-externe.
ART. RADIO-CARPIENNE (*Condylienne*).	1 L[t] latéral interne.	*Ap. styloïde*,	Base.
	2 L[t] antéro-interne.	*Tête*,	Fossette.

RADIUS

Articulation	Ligament	Insertion	Partie
Lt DE WEITBRECHT		*Tubérosité bicip.*,	P. inférieure.
Lt INTEROSSEUX		*Bord interne*	Et face antérieure, partie interne.
ART. RADIO-CUBITALE INFÉRIEURE *(Trochoïde).*	1 Lt triangulaire.	*Facette cubitale*,	Bord infér.
	2. Lt postérieur.	*Facette cubitale*,	Partie postér.
	3 Lt antérieur.	*Facette cubitale*,	Partie antér.
ART-RADIO-CARPIENNE *(Condylienne).*	1 Lt antéro-interne.	*Facette carp.*,	Bord antér., 1/3 interne.
	2 Lt antéro-externe.	*Facette carp.*,	Bord ant., dépression triangulaire.
	3 Lt externe.	*Ap. styloïde*,	Sommet.
	4 Lt postérieur.	*Facette carp.*,	Bord postérieur; parties moyenne et interne.

CARPE

Articulation	Ligaments	Insertions	
ART.-RADIO-CARPIENNE (*Condylienne*).	1 L^t latéral interne.	*Pyramidal et Pisiforme.*	
	2 L^t antéro-interne.	*Pyramidal et semi-lunaire.*	
	3 L^t. antéro-externe.	*Semi-lunaire et grand os.*	
	4 L^t latéral externe.	*Scaphoïde,*	Face externe.
	5 L^t postérieur.	*Semi-lunaire et pyramidal.*	
ART. DES 3 1ers OS DE LA 1re RANGÉE (*Arthrodies*).	1 Deux l^{ts} dorsaux.		
	2 Deux l^{ts} interosseux.		
	3 Deux l^{ts} palmaires.		
ART. DU PISIFORME & DU PYRAMIDAL (*Arthrodie*).	1 Un L^t dorsal.		
	2 Deux L^{ts} palmaires.	*Os crochu.*	
ART. DES OS DE LA 2e RANGÉE (*Arthrodies*).	1 Trois L^{ts} dorsaux.		
	2 Deux L^{ts} interosseux.		
	3 Quatre L^{ts} palmaires.	*Le 4e l^t palmaire va du trapèze au grand os.*	

MAIN GAUCHE

VUE PAR SA FACE DORSALE :

Interlignes articulaires de la région du CARPE

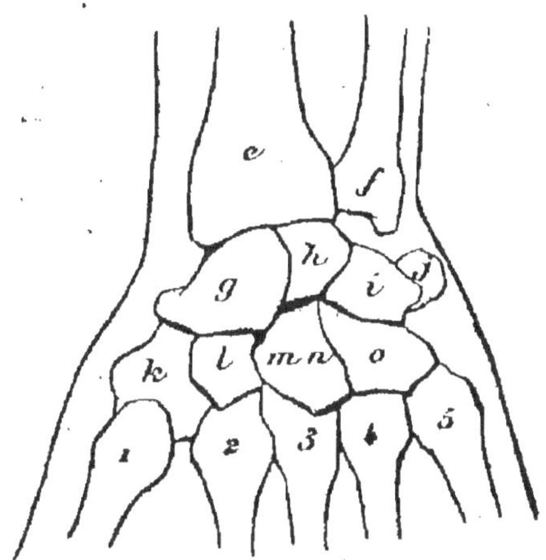

e, **Radius.**
f, **Cubitus.**
g, **Scaphoïde.**
h, **Semi-lunaire.**
i, **Pyramidal.**
j, **Pisiforme.**
k, **Trapèze.**
l, **Trapézoïde.**
mn, **Grand os.**
o, **Os crochu.**
1, 2, 3, 4, 5 : (1er, 2e, 3e, 4e, 5e métacarpiens).

ART. MÉDIO-CARPIENNE (*Une Arthrodie et une Uni-condylienne*).	1 Lt Dorsal.		a. *Scaphoïde et pyramidal.*	b. Grand os et os crochu.
	2 Lt Externe.		a. *Scaphoïde.*	b. Trapèze.
	3 Trois Lts Palmaires.	1	a. *Scaphoïde.*	b. Trapèze,
		2	a. *Scaphoïde.*	b. Grand os.
		3	a. *Pyramidal.*	b. Grand os et os crochu.
	4 Lt interne.		a. *Pyramidal.*	b. Os crochu.
ART. CARPO-MÉTA-CARPIENNES (*Arthrodies*).	1 Sept Lts dorsaux.	1 *sur trapèze.*		
		2 *sur trapézoïde.*		
		2 *sur grand os.*		
		2 *sur os crochu.*		
	2 Quatre Lts palmaires.	2 *sur trapèze,*		
		1 *sur grand os.*		
		1 *sur os crochu.*		
ART. TRAPÉZO-MÉTA-CARPIENNE (*Emboîtement réciproque*).	1 Capsule.		*Trapèze,*	Facette méta-carpienne, pourtour.

MÉTACARPE

ART. TRAPÉZO-MÉTACARPIENNE (*Emboîtement réciproque*).	1 **Capsule.**	1er *métacarpien,*	Base, pourtour.
ART. CARPO-MÉTACARPIENNES (*Arthrodies*).	1 **Sept L^{ts} dorsaux.**	2 *sur* 2e *métac.* 3 *sur* 3e *métac.* 1 *sur* 4e *métac.* 1 *sur* 5e *métac.*	
	2 **Quatre L^{ts} palmaires.**	2 *sur* 2e *métac.* 1 *sur* 3e *métac.* 1 *sur* 4e *métac.*	
ART. INTER-MÉTACARPIENNES (*Arthrodies*).	1 **Deux L^{ts} dorsaux.** 2 **Trois L^{ts} interosseux.** 3 **Trois L^{ts} palmaires.**	*Sur* 3e, 4e *et* 5e *métacarpiens.*	
ART. MÉTACARPO-PHALANGIENNES (*Énarthroses*).	1 **L^{ts} latéraux.**	*Métacarpiens,*	Tête, tubercules dorsaux et fossettes latérales.

PHALANGES

ART. MÉTACARPO-PHALANGIENNES. (*Énarthroses*).	**Bourrelet glénoïdien.**	1re *phalange,*	Base, bord palmaire.
	1. **L^{ts} latéraux.**	1re *phalange,*	Base, tubercules latéraux.
ART. PHALANGIENNES (*Trochléennes*).	**Bourrelet glénoïdien.**	2e *et* 3e *phal.,*	Base, bord palmaire.
	1. **L^{ts} latéraux.**	a. 1re *et* 2e *phalanges,*	Fossettes condyliennes, 1/2 postéro-supérieure.
		b. 2e *et* 3e *phalanges,*	Base, tubercules latéraux.

MEMBRE ABDOMINAL

COXAL

Articulation	Ligament	Insertion	Point
ART. SACRO-ILIAQUE (*Amphiarthrose*).	1 **L^t lombo-iliaque.**	*Crête iliaque*,	Union des 1/3 post. et moy.
	2 **L^t antéro-supérieur.**	*Fosse il. prof.*,	P. voisine de l'articulat.
	3 **L^t antéro-inférieur.**	*Surface triangulaire*	En dedans de la grande échancrure sciatique.
	4 **L^t postéro-inférieur.**		
	a. *P. Superficielle.*	*Épine iliaque postéro-supér.*	
	b. *P. Profonde.*	*2 épines iliaques postérieures*	Et échancrure.
	5 **L^t postéro-supérieur.**	*Crête iliaque*,	P. post. et surface rugueuse sous-jacente.
	6 **L^t interosseux.**	*Grosse tubérosité iliaque*,	En arr. de facette auric.
	7,8 - **L^{ts} Sacro-sciatiques.**		
	a. *Grand.*	a. *Ligne 1/2 circulaire sup.*,	P. postér.
		b. *Ischion*,	P. inf. et br. ascend., lèvre profonde.
	b. *Petit.*	*Épine sciatique*,	Interstice.
ART. PUBIENNE (*Amphiarthrose*).	**Fibro-cartilage.**		
	1 **L^t supérieur.**	*Pubis*,	P. supérieure.
	2 **L^t antérieur.**	*Pubis*,	P. antérieure.
	3 **L^t inférieur.**	*Pubis*,	Branche descendante, p. supérieure.
	4 **L^t postérieur.**	*Pubis*,	P. postérieure.

ART. COXO-FÉMORALE (*Énarthrose*).	**Bourrelet cotyloïdien.**	*Cavité cotyloïde,*	Pourtour.
	1 L[t] rond.	*Bourrelet cotyloïdien,*	Au niveau de l'éch. cotyloïde.
		Échancrure cotyloïde,	Bords.
		Arrière-cavité-cotyloïde,	Pourtour.
	Capsule.	*Bourrelet cotyloïdien,*	Bord libre, au niv. de l'éch. cotyloïde.
		Sourcil cotyloïdien,	En dehors du bourrelet.
		Surface quadrilatère	Entre cavité cotyloïde et gr. échancrure sciatique.
		Espace entre sourcil cotyloïdien et épine iliaque antéro-inférieure.	
L[ts] INTRINSÈQUES.	**1 L[t] obturateur.**	*Trou ischio-pubien,*	Pourtour.
		Canal sous-pubien,	Lèvre externe.
	2 Arcade crurale.	a. *Epine iliaque antéro-supér.*	
		b. *Épine du pubis.*	
	3 Lt de Gimbernat.	*Crête pectinéale,*	Partie interne.
	4 Bandelette ilio-pectinée	*Éminence ilio-pectinée.*	

FÉMUR ET ROTULE

Articulation	Ligament	Insertion	Détail
ART. COXO-FÉMORALE (*Énarthrose*).	1 **Lt rond.**	*Tête,*	Dépression.
	2 **Capsule.**	*Gr. trochanter,*	Tubercule antéro-supér.
		Ligne rugueuse antérieure.	
		Fossette sous trochantinienne,	(Lt de Bertin).
ART. FÉMORO-TIBIALE (*Bitrochléenne*).	1 **Lt croisé ant.** (A E).	*Condyle externe,*	Face profonde, 1/2 postér.
	2 **Lt croisé post.** (P I).	*Condyle interne,*	Face profonde, 1/2 antér.
	3 **Lt latéral interne.**	*Condyle interne,*	Au-dessous du 3e adduct.
	4 **Lt postérieur.**	*Condyles,*	Partie postéro-supérieure et échancrure inter-condylienne.
	5 **Lt latéral externe.**	*Condyle externe,*	Tubérosité au-dessus de la fossette du poplité.
	6 **Lt antérieur** (*Rotulien*) (1).	*Rotule,*	Sommet.
	7 **Lt fémoro-rotulien.**	a. *Condyle int.,*	Tubérosité.
		b. *Rotule,*	Bord interne.

(1) Ce ligament n'est autre que le tendon du *Triceps crural*.

TIBIA

Articulation	Ligament	Insertion	Partie
ART. FÉMORO-TIBIALE (*Bitrochléenne*).	**Fibro - cartilage semi-lunaire interne.**	a. *Dépression antérieure,*	Partie antéro-interne.
		b. *Dépression postérieure,*	Base.
	Fibro - cartilage semi-lunaire externe.	a. *Dépression antérieure,*	Partie postéro-externe.
		b. *Tubercules de l'épine,*	Fossette les séparant.
	1 **L[t] croisé-antérieur.**	*Dépression ant.,*	Entre les 2 fibro-cartilages.
	2 **L[t] croisé-postérieur.**	*Dépression post.,*	Entre les 2 fibro-cartilages.
	3 **L[t] antérieur.** (*Rotulien*).	*Tubérosité ant.,*	P. rugueuse.
	4 **L[t] latéral interne.**	*Face interne,*	Partie supér.
	5 **L[t] postérieur.**	*Tubérosité int.,*	Partie postér.
ART. PÉRONÉO-TIBIALE SUPÉRIEURE (*Arthrodie*).	1 **L[t] antérieur.**	*Facette péronéale,*	Bord antér.
	2 **L[t] postérieur.**	*Gouttière du poplité,*	Bord infér.
Lt INTEROSSEUX		*Bord externe.*	
ART. PÉRONÉO-TIBIALE INFÉRIEURE (*Arthrodie*).	1 **L[t] antérieur.**	*Facette astragalienne,*	Bord antér., 1/2 externe.
	2 **L[t] postérieur.**	*Malléole,*	Bord postér.
		Facette péronéale,	Bord postér.
	3 **L[t] interosseux.**	*Surface triangulaire*	Rugueuse, sus-jacente à facette péronéale.

ART. TIBIO-TARSIENNE (*Trochléenne*).	1 **L^t interne.**		
	a. *P. Superficielle.*	*Malléole interne,*	Bords antér. et inférieur.
	b. *P. Profonde.*	*Malléole interne,*	Sommet, fossette.

PÉRONÉ

ART. FÉMORO-TIBIALE (*Bitrochléenne*).	1 **L^t postérieur.**	*Tête,*	Partie postér.
	2 **L^t latéral externe.**	*Tête,*	Fossette ant. à ap. styloïde.
ART. PÉRONÉO-TIBIALE SUPÉRIEURE (*Arthrodie*).	1 **L^t antérieur.**	*Tête,*	Partie antér.
	2 **L^t postérieur.**	*Tête,*	Partie postér.
Lt INTEROSSEUX.		*Face interne,*	Crête longitudinale.
ART. PÉRONÉO-TIBIALE INFÉRIEURE (*Arthrodie*).	1 **L^t antérieur.**	*Malléole externe,*	Partie antér.
	2 **L^t postérieur.**	*Malléole externe,*	Gouttière postér., lèvre interne.
	3 **L^t interosseux.**	*Surface triangulaire*	Rugueuse, sus-jacente à facette tibiale.
ART. TIBIO-TARSIENNE (*Trochléenne*).	1 **L^{ts} externes.**		
	a. *Antérieur.*	*Malléole externe,*	Bord antér.
	b. *Moyen.*	*Malléole externe,*	Au-devant du sommet.
	c. *Postérieur.*	*Malléole externe,*	Fossette postérieure et interne.

TARSE

Articulation	Ligament	Os	Insertion
ART. TIBIO-TARSIENNE (*Trochléenne*).	**1 Lts externes**		
	a. *Antérieur.*	*Astragale,*	Col, partie externe.
	b. *Moyen.*	*Calcanéum,*	Face externe, à 20 mill. de l'astragale.
	c. *Postérieur.*	*Astragale,*	Tuberc. postéro-externe.
	2. Lt latéral interne.		
	a. *P. Superficielle.*	a. *Scaphoïde,*	Face dorsale.
		b. *Calcanéum,*	Petite apoph., p. interne.
		c. *Astragale,*	Tuberc. postéro-interne.
	b. *P. Profonde.*	*Astragale,*	Face interne.
ART. ASTRAGALO-CALCANÉENNE (*Arthrodie*).	**1 Lt postérieur.**	a. *Astragale,*	Tuberc. postéro-externe.
		b. *Calcanéum,*	Partie supér. et postér.
	2 Lt externe.	a. *Astragale,*	Au-devant de la facette péronéale.
		b. *Calcanéum,*	Face externe.
	3 Lt interosseux.	a. *Astragale,*	Face infér., gouttière.
		b. *Calcanéum,*	Face dorsale, gouttière.
ART. ASTRAGALO-SCAPHOÏDIENNE (*Énarthrose*).	**1 Lt plantaire.** (*Calcanéo-scaphoïdien*).	a. *Calcanéum,*	Petite ap., p. inférieure.
		b. *Scaphoïde,*	Face plantaire, p. postér.
	2 Lt dorsal interne.	a. *Astragale,*	Col, partie supérieure.
		b. *Scaphoïde,*	Face dorsale, p. interne.
	3 Lt dorsal externe. (*Ligament en Y ou en V*).	a. *Calcanéum,*	Gr. ap., face dors., p. int.
		b. *Scaphoïde,*	Face dorsale, p. externe.

PIED GAUCHE

VU PAR SA FACE DORSALE :

Interlignes articulaires de la région du TARSE

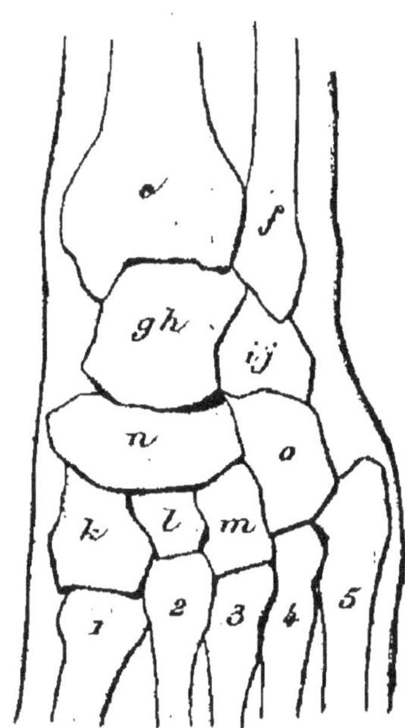

e, **Tibia.**	*k*, **1er cunéiforme.**
f, **Péroné.**	*l*, **2e cunéiforme.**
gh, **Astragale.**	*m*, **3e cunéiforme.**
ij, **Calcanéum.**	*n*, **Scaphoïde.**
	o, **Cuboïde.**
	1, 2, 3, 4, 5, (1er, 2e, 3e, 4e, 5e, métatarsiens).

Articulation	Ligaments	Os	Insertions
ART. SCAPHO-CUNÉENNES (*Arthrodies*).	**1 Trois lts dorsaux.**		
	2 Un lt plantaire.	a. *Scaphoïde,*	Tubérosité.
		b. *1er cunéif.,*	Base, 1/2 postérieure.
ART. CALCANÉO-CUBOÏDIENNE (*Emboîtement réciproque*).	**1 Lt dorsal interne.** (*Ligament en Y ou en V*).	a. *Calcanéum,*	Grande apophyse, face dorsale, partie interne.
		b. *Cuboïde,*	Face dorsale, partie int.
	2 Lt dorsal externe.	a. *Calcanéum,*	Grande apophyse, face dorsale, partie externe.
		b. *Cuboïde,*	Face dorsale, partie ext.
	3 Lt plantaire.	a. *Calcanéum,*	Petite tubér. et face plantaire, 2/3 antérieurs.
		b. *Cuboïde,*	Face plantaire.
ART. SCAPHOÏDO-CUBOÏDIENNE (*Arthrodie*).	**1 Lt dorsal.**	a. *Scaphoïde,*	Face dorsale, partie ext.
		b. *Cuboïde,*	Face dorsale, partie int.
	2 Lt plantaire.	a. *Scaphoïde,*	Face plantaire, partie ext.
		b. *Cuboïde,*	Face plantaire, partie int.
	3 Lt interosseux.	a. *Scaphoïde,*	Face externe.
		b. *Cuboïde,*	Face interne.
ART. DES OS DE LA SECONDE RANGÉE (*Arthrodies*).	**1 Trois lts dorsaux.**		
	2 Trois lts interosseux.		

ART. TARSO-MÉTATARSIENNES (*Arthrodies*).	1 **Sept L^ts^ dorsaux.**	2 *sur 1er cunéif.* 1 *sur 2e cunéif.* 2 *sur 3e cunéif.* 2 *sur Cuboïde.*	
	2 **Trois L^ts^ plantaires.**	2 *sur 1er cunéif.* 1 *sur 3e Cunéif.*	
	3 **Trois L^ts^ interosseux.**	Faisant suite à ceux de la 2e rangée du tarse.	

MÉTATARSE (1)

ART. CALCANÉO-CUBOÏDIENNE (*Emboîtement réciproque*).	1 **L^t^ plantaire.**	4 *derniers métatarsiens,*	Base, face plantaire.
ART. TARSO-MÉTATARSIENNES (*Arthrodies*).	1 **Sept L^ts^ dorsaux.**	3 *sur 2e métat.*	
	2 **Trois L^ts^ plantaires.**	1 *sur 1er métat.* 1 *sur 2e et 3e métatarsiens.* 1 *sur 3e métat.*	
	3 **Trois L^ts^ interosseux.**	Faisant suite à ceux de la deuxième rangée du tarse.	
ART. MÉTATARSIENNES (*Arthrodies*).	1 **Trois L^ts^ dorsaux.**	4 *derniers métat.*	
	2 **Trois L^ts^ plantaires.**	4 *derniers métat.*	
	3 **Trois L^ts^ interosseux.**	4 *derniers métat.*	

(1) Pour les articulations Métatarso-phalangiennes et Phalangiennes du pied, voir les articulations Métacarpo-phalangiennes et Phalangiennes de la main.

TRONC

STERNUM

Articulation	Ligament	Insertion	Région
ART. STERNO-CLAVICULAIRE (*Double emboitement réciproque*).	1 Lt antérieur.	*Poignée,*	Face superf., p. supér.
	2 Lt supérieur (*Inter-claviculaire*).	*Poignée,*	Bord supér.
	3 Lt postérieur.	*Poignée,*	Face prof., p. supérieure.
ART. CHONDRO-STERNALES (*Diarthro-amphiarthroses*).	1 Périoste.		
	2 Lt antérieur (*Rayonné*).	*Face superficielle*	Près des bords.
	3 Lt interosseux.		
1re ART. CHONDRO-STERNALE (*Diarthro-amphiarthrose*).	1 Lt antéro-supérieur.	*Poignée,*	Face superf.
	2 Lt postéro-supérieur.	*Poignée,*	Face profonde.
7e ART. CHONDRO-STERNALE (*Diarthro-amphiarthrose*).	Lt costo-xiphoïdien.	*App. xiphoïde,*	Face superf., p. supér.
ART. STERNALE SUPÉRIEURE (*Diarthro-amphiarthrose*).	Fibro-cartilage.		
	1 Périoste antérieur.		
	2 Périoste postérieur.		
ART. STERNALE INFÉRIEURE (*Synchondrose*).			

ARCS CHONDRO-COSTAUX

ART. STERNO-CLAVICULAIRE (*Double emboîtement réciproque*).	1 **L^t inférieur** (*Costo-claviculaire*).	*1er cartilage,*	Extr. interne, bord sup.
ART. CHONDRO-STERNALES (*Diarthro-amphiarthroses*).	1 **Périoste.**		
	2 **L^t antérieur.** (*Rayonné*).	*Cartilages,*	Extr. int., face superf.
	3 **L^t interosseux.**		
1re ART. CHONDRO-STERNALE (*Diarthro-amphiarthrose*).	1 **L^t antéro-supérieur.**	*1er cartilage,*	Extr. interne, p. antéro-sup.
	2 **L^t postéro-supérieur.**	*1er cartilage,*	Extr. interne, p. postéro-sup.
7e ART. CHONDRO-STERNALE (*Diarthro-amphiarthrose*).	**Lt Costo-xiphoïdien.**	*7e cartilage,*	Extr. int., face superfic.
ART. CHONDRALES (7, 8, 9, 10) (*Arthrodies*).	1 **Périchondre.**		
	2 **Faisceaux fibreux antérieurs.**		
ART. CHONDRO-COSTALES (*Synchondroses*).	**Périoste.**		
ART. COSTO-TRANSVERSAIRES (*Arthrodies*).	1 **L^t postérieur.**	*Tubérosité costale.*	
ART. CERVICO-TRANSVERSAIRES.	1 **L^t interosseux.**	*Col de la côte,*	Partie postéro-inférieure.
	2 **L^t supérieur**	*Col de la côte,*	Bord supér.
ART. COSTO-VERTÉBRALES (*Diarthro-amphiarthroses*).	1 **L^t antérieur** (*Rayonné*).	*Tête de la côte,*	Partie antér.
	2 **L^t interosseux.**	*Crête costale,*	1/3 antérieur.

COLONNE VERTÉBRALE

ART. SACRO-ILIAQUE (*Diarthro-amphiarthrose*).	1 **L^t lombo-iliaque.**	5° *Vert. lomb.*,	Ap. tranverse, sommet.
	2 **L^t antéro-supérieur.**	*Sacrum*,	Base.
	3 **L^t antéro-inférieur.**	*Sacrum*,	2 1ers trous sacrés antér.
	4 **Lt Postéro-inférieur.**		
	a. *P. Superficielle.*	*Sacrum*,	Tub. en dehors du 3° trou sacré postér.
	b. *P. Profonde.*	*Sacrum*,	Entre les tub. placés en dehors des 2e et 3e trous sacrés postérieurs.
	5 **Lt Postéro-supérieur.**	*Sacrum*,	Tub. en dehors des 2 1ers trous sacrés post. et espaces les séparant.
	6 **L^t interosseux.**	*Sacrum*,	2 fossettes en dehors du 1er trou sacré postér.
	7,8-2 **L^{ts} Sacro-sciatiques.**		
	a. *Grand.*	*Sacrum*,	Face superf., p. latérale.
		Coccyx,	Bord.
	b. *Petit.*	*Sacrum*,	Bord, p. inf.
		Coccyx,	Bord.

Articulation	Ligaments	Insertion	Point
ART. COSTO-TRANSVERSAIRES (*Arthrodies*).	1 Lt postérieur.	*Ap. tr. correspondante,*	Sommet, part. postérieure.
A. CERVICO-TRANSVERSAIRES.	1 Lt interosseux.	*Ap. tr. corr.,*	P. ant. et sup.
	2 Lt supérieur.	*Ap. tr. sus-jac.,*	Bord infér.
ART. COSTO-VERTÉBRALES (*Diarthro-amphiarthroses*).	1 Lt antérieur (*Rayonné*).	*Corps des deux vertèbres,*	Près des surfaces artic.
	2 Lt interosseux.	*Facette vertébrale inférieure,*	2/3 inférieurs.
ART. OCCIPITO-ATLOÏDIENNE (*Double arthrodie*).	1 Lt antérieur.		
	a. *P. Superficielle.*	*Atlas,*	Tuberc. antér.
	b. *P. Profonde.*	*Atlas,*	Arc ant., bord sup.; ap. art. part. correspondante.
	2 Lt latéral.	*Atlas,*	Ap. art. sup., bord ext.
	3 Lt postérieur.		
	a. *P. Latérale.*	*Atlas,*	Ap. art. sup., p. postér.
	b. *P. Moyenne.*	*Atlas,*	Arc postérieur, bord supér., lèvre antér.
ART. OCCIPITO-ODONTOÏDIENNE.	1 Lt moyen.		
	a. *Lame Post.*	*Se continue avec ligament commun postérieur.*	
	b. *Lame Moy.*	*Axis,*	Face post., p. supérieure.
	c. *Lame Ant.*	*Lt transverse,*	Bord supér.
	2 Lt latéral (*Odontoïdien*).	*Ap. odontoïde,*	P. supérieure et latérale.

ART. DES CORPS VERTÉBRAUX (*Amphiarthroses*)	**Fibro-cartilages.**	*Corps vertébraux*	Faces artic.
	1 Lt vertébral commun antérieur.	*Corps vertébraux*	Face ant. (*de l'axis à la base du sacrum*).
	2 Lt vertébral commun postérieur.	*Corps vertébraux*	Face post. (*de l'axis à la base du sacrum*).
ART. DES APOPHYSES ARTICULAIRES (*Arthrodies*).	a. *Cou.*		
	1 Capsule.	*Ap. articulaires,*	Pourtour.
	b. *Dos et lombes*		
	1 Lt postérieur.	*Ap. articulaires,*	P. postéro-ext.
	2 Lts jaunes.	*Ap. articulaires,*	P. antéro-int.
Lts DES LAMES VERTÉBRALES.	**1 Lts jaunes.**	a. *Lame sus-jac.,*	Face ant., un peu au-dessous de la p. moyenne.
		b. *Lame sous-jac.*	Bord sup., lèv. post., p. sup.
Lts DES APOPHYSES ÉPINEUSES.	**1 Lts Interépineux.**		
	a. *Cou.*		
	1° P. Interépineuse.	*Ap. ép. sus et sous-jacentes,*	P. moyenne.
	2° P. Interlamellaire.	*Lames sus et sous-jacentes,*	Bord, en arrière des lts jaunes.
	b. *Dos et lombes.*	*Ap. ép. sus et sous-jacentes,*	P. médiane.
	2 Lts surépineux.		
	a. *Cou et dos.*	*Ap. épineuses,*	Sommet.
	b. *Lombes.*	*Dépend des ligaments interépineux et des muscles grand dorsal, long dorsal et transversaire épineux.*	

Articulation	Ligaments	Os	Insertions
ART. SACRO-COCCYGIENNE (*Amphiarthrose*).	Fibro-cartilage.		
	1 L^{t} antérieur. *Périoste.*		
	2 L^{t} antéro-latéral.	a. *Sacrum*,	Sommet, p. latérale.
		b. *Coccyx*,	Base, p. latér.
	3 L^{t} postéro-latéral.	a. *Sacrum*,	Cornes, sommet.
		b. *Coccyx*,	Cornes, sommet.
	4 Lt Postérieur.	a. *Goutt. sacrée*,	Lèvre postér.
		b. *1° et 2e vert. coccygiennes*,	Face postér.
ART. COCCYGIENNES (*Amphiarthroses*)	Fibro-cartilages.		
	1 Périoste.		
ART. ATLOÏDO-AXOÏDIENNE (*Art. en fléau de balance*).	1 L^{t} antérieur.	a. *Atlas*,	Arc ant., bord inférieur et tubercule.
		b. *Axis*,	P. antérieure et médiane.
	2 L^{t} latéral.	a. *Atlas*,	Ap. art. inf., pourtour.
		b. *Axis*,	Ap. art. sup., pourtour.
	3 L^{t} postérieur profond.	a. *Atlas*,	Arc post., p. moy. et inf.
		b. *Axis*,	Ap. ép., base, p. supér.
	4 L^{t} postérieur superficiel.	a. *Atlas*,	Arc post., bord inférieur.
		b. *Axis*,	Lames, bord supérieur.
ART. ATLOÏDO-ODONTOÏDIENNE (*Trochoïde*).	1 L^{t} transverse.	*Atlas*,	Masses latérales, tubercule interne.
	2 L^{t} latéral.	a. *Atlas*,	Face artic., p. latérale.
		b. *Ap. odontoïde*,	P. latérale.

TÊTE

CRANE

ART. OCCIPITO-ATLOÏDIENNE (*Double arthrodie.*)	**1 L^t antérieur.**		
	a. *Faisceau Superficiel.*	*Occipital,*	Ap. basil., en avant des 2 condyles.
	b. *F. Profond.*	*Occipital,*	Ap. basil., entre les 2 condyles et sur leur p. ant.
	2 L^t latéral.	*Occipital,*	Condyle, bord externe.
	3 L^t postérieur.		
	a. *P. Latérale.*	*Occipital,*	Bosselure à égale dist. des condyles et de la crête occipit. superficielle.
	b. *P. Moyenne.*	*Occipital,*	Trou, 1/2 post.
ART. OCCIPITO-ODONTOÏDIENNE.	**1 L^t moyen.**	*Occipital,*	Trou, 1/2 ant.
	2 L^t latéral (*Odontoïdien*).	*Occipital,*	Condyle, p. int.
Lt STYLO-HYOÏDIEN	. . . .	*Temporal,*	Ap. styloïde.
ART. TEMPORO-MAXILLAIRE. (*Bicondylienne*).	**Fibro-cartilage.**		
	1 L^t externe.	*Temporal,*	Arcade zygomat., tuberc.
	2 L^t postér.		
	a. *P. Superfic.*	*Temporal,*	Sc. de Glaser.
	b. *P. Profonde.*	*Temporal,*	Sc. de Glaser. Arcade zygomat., racine.
	3 L^t sphéno-maxillaire.	*Temporal,*	Sc. de Glaser.
		Sphénoïde,	Épine.
	4 L^t stylo-maxillaire.	*Temporal,*	Ap. styloïde.

L^ts^ EXTRINSÈQUES DU MARTEAU.	1 **Ex - muscle externe du marteau.**	*Sphénoïde,*	Épine.
	2 **L^t^ externe.**	*Temporal,*	Caisse, p. ext.
	3 **L^t^ supérieur.**	*Temporal,*	Caisse, p. sup.
Lt EXTRINSÈQUE DE L'ENCLUME.	. . . .	*Temporal,*	Caisse, en arr. de la br. sup. de l'enclume.
Lt EXTRINSÈQUE DE L'ÉTRIER.	. . . .	*Temporal,*	Caisse : fenêtre ovale, pourtour.

ARC MANDIBULAIRE

ART. TEMPORO-MAXILLAIRE (*Bicondylienne*).	1 **L^t^ externe.**	*Condyle,*	Col, p. supéro-externe.
	2 **L^t^ postérieur**		
	a. *P. Superfic.*	*Branche,*	Bord postér.
	b. *P. Profonde.*	*Condyle,*	P. postéro-inf.
	3 **L^t^ sphéno-maxillaire.**	*Branche,*	Crête et épine. Ligne oblique du bord post. au sillon mylo-hyoïdien.
	4 **L^t^ stylo-maxillaire.**	*Angle,*	P. profonde.

OSSELETS DE L'OREILLE MOYENNE

L^ts^ EXTRINSÈQUES DU MARTEAU.	1 **Ex - muscle externe.**	*Marteau,*	Ap. antérieure.
	2 **L^t^ externe.**	*Marteau,*	Col, p. supér.
	3 **L^t^ supérieur.**	*Marteau,*	Tête.
Lt EXTRINSÈQUE DE L'ENCLUME.	. . . .	*Enclume,*	Br. supérieure, sommet.
Lt EXTRINSÈQUE DE L'ÉTRIER.	. . . .	*Étrier.*	Base.
ART. DES OSSELETS ENTRE EUX (*Arthrodies*).	**Capsules.**		

ARC HYOÏDIEN

Lt STYLO-HYOÏDIEN	. . . .	*Petite corne,*	Sommet.
Lt CÉRATO-HYOÏDIEN	. . . .	1° *Petite corne,*	Base.
		2° *Cartilage entre corps et grande corne.*	
Lts THYRO-HYOÏDIENS.	1 Lt MOYEN.	*Corps et grande corne,*	Bord supér.
	2 Lt LATÉRAL.	*Grande corne,*	Extr. libre.
Lt HYO-ÉPIGLOTTIQUE.	. . . .	*Corps,*	Bord sup., p. moyenne.

CARTILAGE THYROÏDE

Lts THYRO-HYOÏDIENS.	1 Lt MOYEN.	*Bord supérieur.*	
	2 Lt LATÉRAL.	*Grande corne,*	Sommet.
Lt CRICO-THYROÏDIEN MOYEN.	. . . .	*Bord inférieur.*	
ART. CRICO-THYROÏDIENNE (*Arthrodie*).	1 Lt ANTÉRO-INFÉRIEUR.	*Petite corne,*	Extr. infér., p. antérieure.
	2 Lt POSTÉRO-SUPÉRIEUR.	*Petite corne,*	Extr. infér., p. postérieure.
Lts THYRO-ARYTÉNOÏDIENS.	1 Lt INFÉRIEUR (*Corde vocale inférieure*).	*Angle rentrant,*	P. inférieure.
	2 Lt SUPÉRIEUR (*Corde vocale supérieure*).	*Angle rentrant,*	P. supérieure.
Lt THYRO-ÉPIGLOTTIQUE.	. . . .	*Angle rentrant,*	P. moyenne.

CARTILAGE CRICOÏDE

Lt CRICO-THYROÏDIEN MOYEN.	. . . .	*Bord supérieur,*	P. antérieure.
ART. CRICO-THYROÏDIENNE (*Arthrodie*).	1 Lt ANTÉRO-INFÉRIEUR.	*Facette artic.,*	P. antéro-inf.
	2 Lt POSTÉRO-SUPÉRIEUR.	*Facette articul.,*	P. postéro-sup.
Lt THYRO-ARYTÉNOÏDIEN INFÉRIEUR.	. . . .	*Bord supérieur,*	Lèvre profonde.
ART. CRICO-ARYTÉNOÏDIENNE (*Arthrodie*).	1 CAPSULE.	*Chaton,*	Bord supérieur, p. externe.

CARTILAGE ARYTÉNOÏDE

ART. CRICO-ARYTÉNOÏDIENNE (*Arthrodie*).	1 CAPSULE.	*Apophyse ext.,*	Pourtour.
Lts THYRO-ARYTÉNOÏDIENS.	1 Lt INFÉRIEUR (*Corde vocale inférieure*).	*Face antérieure,*	P. inférieure.
	2 Lt SUPÉRIEUR (*Corde vocale supérieure*).	*Face antérieure,*	P. moyenne.
Lt ARYTÉNO-ÉPIGLOTTIQUE.	. . . .	*Face antérieure,*	P. supérieure et sommet.

ÉPIGLOTTE

Lt HYO-ÉPIGLOTTIQUE.	. . . .	*Bord antérieur,*	P. moyenne.
Lt THYRO-ÉPIGLOTTIQUE.	. . . .	*Bord antérieur,*	P. moyenne, au-dessous du précédent.
Lt ARYTÉNO-ÉPIGLOTTIQUE.	. . . .	*Partie latérale.*	

GROUPEMENT DES ARTICULATIONS PAR GENRES

d'après la classification de Mr le Professeur SAPPEY.

	MEMBRE THORACIQUE	MEMBRE ABDOMINAL	TRONC	TÊTE
Énarthroses.	Art. scapulo-humérale.	Art. coxo-fémorale.		
	. . . .	Art. astragalo-scaphoïd.		
	Art. métacarpo-phalang.	Art. métatarso-phalang.		
Unicondyliennes.	Art. radio-carpienne.			
	Art. médio-carpienne (partie interne).			
Emboîtement réciproque.	. . . .	Art. calcanéo-cuboïdienne.		
	Art. trapézo-métacarp.			
Trochléennes.	Art. huméro-cubitale.			
	. . . .	Art. tibio-tarsienne.		
	Art. phalangiennes . .	Art. phalangiennes.		
Trochoïdes ou pivotantes.	Art. radio-cubitale sup.			
	Art. radio-cubitale inf.			
	. . . .	. . . .	Art. atloïdo-odontoïdienne.	
Arthrodies :	Art. acromio-claviculaire.			
	. . . .	Art. péronéo-tibiale sup.		
	. . . .	Art. péronéo-tibiale infér.		
	Art. carp. (1re rangée).	Art. astragalo-calcanéenne.		
	Art. carp. (2e rangée).	Art. tars. (2e rangée).		
	A. médio-carp. (p. ext).	Art. scaphoïdo-cuboïd.		
	Art. carpo-métacarp.	Art. tarso-métatarsiennes.		
	Art. métacarpiennes.	Art. métatarsiennes.		
	. . . .	. . . .	Art. chondrales.	
	. . . .	. . . .	Art. transverso-costales.	
	. . . .	. . . .	Art. des ap. art. vertébr.	
	. . . .	. . . .	. . . .	Osselets de l'oreille.
	. . . .	. . . .	. . . .	Art. crico-thyroïdienne.
	. . . .	. . . .	. . . .	Art. crico-aryténoïdienne.
Bicondyl^nes	. . . .	. . . .	. . . .	Art. temporo-maxillaire.
Double emboîtement.	Art. sterno-claviculaire.	. . . .	Art. sterno-claviculaire.	
Bitrochl^es.	. . . .	Art. fémoro-tibiale.		
Art. en fléau.	. . . .	. . . .	Art. atloïdo-axoïdienne.	
D^bles arthrodies	. . . .	. . . .	Art. occipito-atloïdienne.	Art. occipito-atloïdienne.
Diarthro-amphiarthroses.	. . . .	Art. sacro-iliaque . . .	Art. sacro-iliaque.	
	. . . .	. . . .	Art. sternale supérieure.	
	. . . .	. . . .	Art. chondro-sternales.	
	. . . .	. . . .	Art. costo-vertébrales.	
Amphiarthroses.	. . . .	Art. pubienne.		
	. . . .	. . . .	Art. des corps vertébraux.	
Synchondroses.	. . . .	. . . .	Art. sternale-inférieure.	
	. . . .	. . . .	Art. chondro-costales.	
	. . . .	. . . .	. . . .	Art. hyoïdiennes.

ARTÈRES

ARTÈRES PRINCIPALES

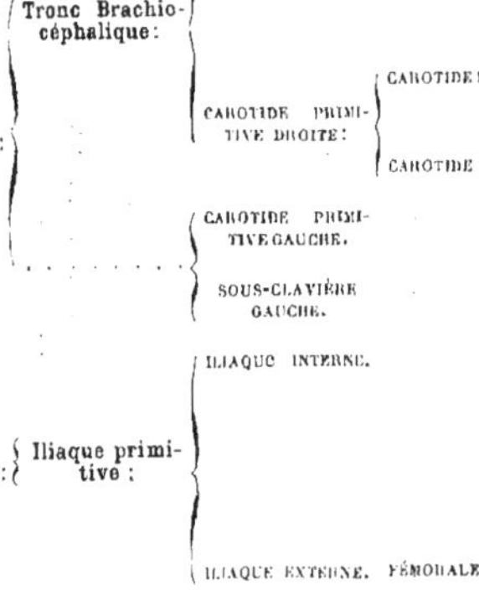

- AORTE THORACIQUE :
  - Tronc Brachio-céphalique :
    - SOUS-CLAVIÈRE DROITE : AXILLAIRE. HUMÉRALE.
      - *Cubitale.* — Arcade palmaire superficielle.
      - *Radiale* — Arcade palmaire profonde.
    - CAROTIDE PRIMITIVE DROITE :
      - CAROTIDE EXTERNE
        - *Temporale superficielle.*
        - *Maxillaire interne.* — Sphéno-palatine.
      - CAROTIDE INTERNE — *Ophthalmique.*
  - CAROTIDE PRIMITIVE GAUCHE.
  - SOUS-CLAVIÈRE GAUCHE.
- AORTE ABDOMINALE : Iliaque primitive :
  - ILIAQUE INTERNE.
  - ILIAQUE EXTERNE. FÉMORALE. POPLITÉE.
    - *Tronc Tibio-péronier.*
      - *Péronière.*
      - *Tibiale postérieure.*
        - Plantaire externe.
        - Plantaire interne.
    - *Tibiale antérieure.* — Pédieuse.
- AORTE PELVIENNE : (*Aorte Caudale ou Sacrée moy.*).

SOUS-CLAVIÈRE (*7 branches*)

- **1 Thyroïdienne infér.** — Cervicale ascendante.
- **2 Vertébrale** . . . . .
  - 1 Rameaux spinaux.
  - 2 Rameaux méningés.
  - 3 Bulbaire postérieure.
  - 4 Bulbaire antérieure.
  - 5 Cérébelleuse postéro-inférieure.
  - 6 Tronc basilaire. . .
    - 1 *Cérébelleuse ant.-inf.*
    - 2 *Cérébelleuse supér.*
    - 3 *Cérébrale postérieure.* — Choroïdienne postér.
    - 4 *Acoustique* . . . . .
      - a. Vestibulaire.
      - b. Cochléaire.
- **3 Intercostale supér.**
  - 1 Dorso-spinales.
  - 2 Intercostales postér.
- **4 Mammaire interne.** .
  - 1 Sternales.
  - 2 Intercostales antér.
  - 3 Diaphragmatique sup.
  - 4 Musculo-phrénique.
  - 5 Anastomotique.
- **5 Scapulaire supér.**
- **6 Scapulaire postér.**
- **7 Cervicale profonde.**

AXILLAIRE (*5 branches*).

1 Mammaire externe
2 Acromio-thoracique.
3 Scapulaire inférieure.
4 Circonflexe postérieure.
5 Circonflexe antérieure.

HUMÉRALE (*5 branches*).

1 Collatérale interne.
2 Collatérale externe.
3 A. du Vaste interne.
4 A. du Brachial antérieur.
5 A. du Biceps.

CUBITALE (*6 branches*).

- 1 Récurrentes cubitales :
  - *antérieure.*
  - *postérieure.*
- 2 Interosseuses :
  - *antérieure.*
  - *postérieure* (1).
- 3 Transv. ant. du carpe.
- 4 Cubito-palmaire.
- 5 Dorsale du carpe.
- 6 Arcade palm. superfic. — 7 *Collatér. int. des doigts.*

RADIALE (*8 branches*).

- 1 Récurr. radiale ant.
- 2 Transv. ant. du carpe.
- 3 Radio-palmaire.
- 4 Collat. ext. du pouce.
- 5 Dorsale du pouce.
- 6 Dorsale du carpe . . . *Dors. des 3 dern. espaces.*
- 7 Dorsale du 1er espace.
  - *Collat. int. du pouce.*
  - *Coll. ext. de l'index.*
- 8 Arcade palm. profonde. *Palmaires profondes.*

(1) Récurrente radiale postérieure en sort.

ILIAQUES

ILIAQUE INTERNE (*Hypogastrique*) (9 ou 11 branches) :

- 1 ILIO-LOMBAIRE.
- 2 SACRÉE LATÉRALE.
- 3 OBTURATRICE.
- 4 FESSIÈRE SUPÉRIEURE.
- 5 FESSIÈRE INFÉRIEURE (*Ischiatique*).
- 6 HONTEUSE INTERNE (*Profonde*) :
  - *1° Périnéale superficielle.*
  - *2° Transverse du périnée.*
  - *3° Caverneuse.*
  - *4° Dorsale de la verge* (Clitoridienne).
  - *5° Vaginale.*
  - *6° Hémorrhoïdale inférieure.*
  - *7° Vésicale antérieure.*
- 7 HÉMORRHOÏDALE MOY. *Vésicale postérieure.*
- 8 VÉSICO-PROSTATIQUE.
- 9 OMBILICALE.
- 10 UTÉRINE.
- 11 VAGINALE.

ILIAQUE EXTERNE (*2 branches*) :

- 1 ÉPIGASTRIQUE.
- 2 CIRCONFLEXE ILIAQUE.

CRURALE (*Fémorale*) (*8 branches*) :

- 1 TÉGUMENTEUSE ABDOMINALE.
- 2 et 3 HONTEUSES EXTERNES (*Superficielles*), SUPÉR. ET INF.
- 4 CIRCONFLEXE POSTÉRIEURE.
- 5 CIRCONFLEXE ANTÉRIEURE.
- 6 ARTÈRE DU TRICEPS.
- 7 FÉMORALE PROFONDE.
- 8 GRANDE ANASTOMOTIQUE.

POPLITÉE (*7 branches*) :

- 1 et 2 JUMELLES, EXTERNE ET INTERNE.
- 3 et 4 ARTICULAIRES SUPÉRIEURES, EXTERNE ET INTERNE.
- 5 ARTICULAIRE MOYENNE.
- 6 et 7 ARTICULAIRES INFÉRIEURES, EXTERNE ET INTERNE.

TIBIALE ANTÉRIEURE (*3 branches*) :

- 1 RÉCURRENTE TIBIALE ANTÉRIEURE.
- 2 et 3 MALLÉOLAIRES, INTERNE ET EXTERNE.

PÉDIEUSE (*3 branches*) :

- 1 DORSALE DU TARSE.
- 2 DORSALE DU 1er ESPACE.
- 3 DORSALE DU MÉTATARSE.

PLANTAIRE INTERNE : COLLATÉRALE INTERNE DU GROS ORTEIL.

PLANTAIRE EXTERNE : 9 COLLATÉRALES EXTERNES DES ORTEILS.

AORTE

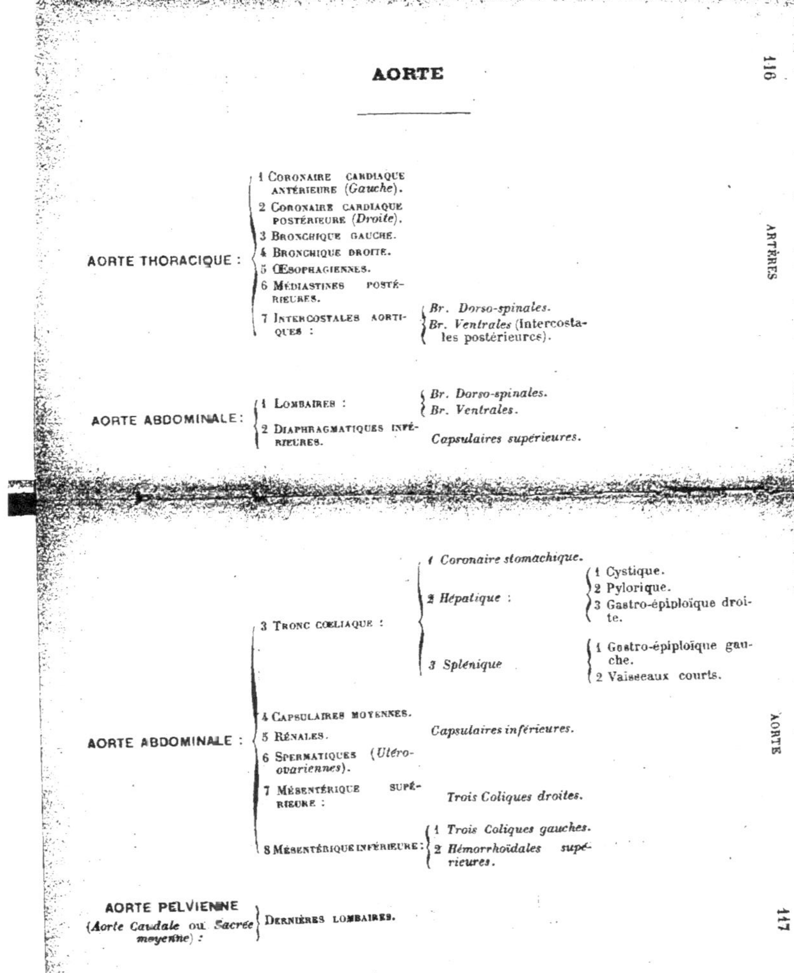

AORTE THORACIQUE :	1 Coronaire cardiaque antérieure (*Gauche*).		
	2 Coronaire cardiaque postérieure (*Droite*).		
	3 Bronchique gauche.		
	4 Bronchique droite.		
	5 Œsophagiennes.		
	6 Médiastines postérieures.		
	7 Intercostales aortiques :	*Br. Dorso-spinales.*	
		Br. Ventrales (Intercostales postérieures).	
AORTE ABDOMINALE :	1 Lombaires :	*Br. Dorso-spinales.*	
		Br. Ventrales.	
	2 Diaphragmatiques inférieures.	*Capsulaires supérieures.*	
AORTE ABDOMINALE :	3 Tronc cœliaque :	1 *Coronaire stomachique.*	
		2 *Hépatique :*	1 Cystique.
			2 Pylorique.
			3 Gastro-épiploïque droite.
		3 *Splénique*	1 Gastro-épiploïque gauche.
			2 Vaisseaux courts.
	4 Capsulaires moyennes.		
	5 Rénales.	*Capsulaires inférieures.*	
	6 Spermatiques (*Utéro-ovariennes*).		
	7 Mésentérique supérieure :	*Trois Coliques droites.*	
	8 Mésentérique inférieure :	1 *Trois Coliques gauches.*	
		2 *Hémorrhoïdales supérieures.*	
AORTE PELVIENNE (*Aorte Caudale* ou *Sacrée moyenne*) :	Dernières lombaires.		

CAROTIDES

CAROTIDE INTERNE — *5 branches*:

- 1 **Communicante postérieure.**
- 2 **Artère du plexus Choroïde.**
- 3 **Cérébrale moy.** (*Sylvienne*).
- 4 **Cérébrale ant.**
  - Communicante antérieure.
- 5 **Ophthalmique** (13 *branches*) :
  - *a*
    - 1 Ethmoïdale postérieure.
    - 2 Ethm. ant. (*Nasale int.*).
    - 3 Nasale (*Nasale ext.*).
    - 4 Frontale interne.
    - 5 Frontale externe (*Sus-orbitaire*).
  - *b*
    - 6 Palpébrale supérieure.
    - 7 Palpébrale inférieure.
    - 8 Musculaire supérieure.
    - 9 Musculaire inférieure.
    - 10 Lacrymale.
  - *c*
    - 11 Ciliaires longues (*Iriennes*)
    - 12 Ciliaires courtes (*Choroïdiennes*).
    - 13 Art. centrale de la rétine.

CAROTIDE EXTERNE — *8 branches* :

- 1 **Thyroïdienne supérieure :**
  - 1 Sterno-mastoïdienne infér.
  - 2 Laryngée inférieure.
  - 3 Laryngée supérieure.
- 2 **Linguale :**
  - 1 Sus-hyoïdienne.
  - 2 Sublinguale.
  - 3 Dorsale de la langue.
- 3 **Pharyngienne inférieure.**
  - Rameaux méningés.

CAROTIDE EXTERNE — *8 branches :*

- 4 **Faciale :**
  - 1 Palatine inférieure.
  - 2 Sous-mentale.
  - 3 Coronaire labiale infér.
  - 4 Coronaire labiale supér.
  - 5 Naso-lobaire.
- 5 **Auriculaire postérieure.**
  - Stylo-mastoïdienne.
- 6 **Occipitale :**
  - 1 Sterno-mastoïdienne supér.
  - 2 Mastoïdienne.
- 7 **Temporale superficielle :**
  - 1 Rameaux Parotidiens.
  - 2 Rameaux Auriculaires ant.
  - 3 Temporale moyenne.
  - 4 Pariétale.
  - 5 Frontale.
  - 6 Transverse de la face.
- 8 **Maxillaire interne** (*15 branches*) :
  - *a*
    - 1 Massétérine.
    - 2 Temporale profonde post.
    - 3 Temporale profonde ant.
    - 4 Buccale.
    - 5 Ptérygoïdienne.
  - *b*
    - 6 Tympanique.
    - 7 Méningée moyenne.
    - 8 Petite Méningée.
    - 9 Vidienne.
  - *c*
    - 10 Ptérygo-palatine.
    - 11 Sphéno-palatine.
  - *d*
    - 12 Alvéolaire.
    - 13 Sous-orbitaire.
    - 14 Palatine supérieure.
    - 15 Dentaire inférieure.

VEINES

VEINE CAVE SUPÉRIEURE
et ses dépendances

VEINE CAVE SUPÉRIEURE : { **2 Troncs Brachio-céphaliques.** / **Veine Azygos.** }

TRONC BRACHIO-CÉPHALIQUE DROIT.	TRONC BRACHIO-CÉPHALIQUE GAUCHE.
1 Jugulaire interne droite.	1 Jugulaire interne gauche.
2 Sous-clavière droite.	2 Sous-clavière gauche.
3 Thyroïdienne inférieure droite.	3 Thyroïdienne inférieure gauche.
4 Vertébrale droite.	4 Vertébrale gauche.
5 Jugulaire postérieure droite.	5 Jugulaire postérieure gauche
6 Mammaire interne droite.	6 Mammaire interne gauche.
	7 Diaphragmatiques supérieures.
	8 Thymiques.
	9 Péricardiques.
7 *Gde veine lymphatique droite.*	10 *Canal Thoracique.*

JUGULAIRE INTERNE :

1 *Sinus Latéral* (1).
2 Thyroïdienne moyenne.
3 Thyroïdienne supérieure.
4 Linguale supérieure.
5 Linguale moyenne.
6 Linguale inférieure.
7 Pharyngienne.
8 Occipitale.
9 Faciale.
10 Temporo-faciale.
11 Temporale.
12 Maxillaire interne.

(1) Reçoit le sang de tous les sinus de la dure-mère.

SINUS DE LA DURE MÈRE

5 Sinus pairs	5 Sinus impairs
1 Latéral.	
2 Occipital.	1 Occipital transverse.
3 Pétreux inférieur.	
4 Pétreux supérieur.	
5 Caverneux.	2 S. de la selle turcique.
	3 Longitudinal supérieur.
	4 Droit.
	5 Longitudinal inférieur.

SOUS-CLAVIÈRE :
1 Jugulaire antérieure.
2 Jugulaire externe.
3 Scapulaire supérieure.
4 Scapulaire postérieure.

AXILLAIRE :
1 Deux Humérales.
2 Céphalique.
3 Basilique.

CÉPHALIQUE :	Radiale.	. . . . . .	Céphalique du pouce.
	Médiane céphalique.	*Médiane.*	Arcade palmaire sous-cutanée.
BASILIQUE :	Médiane basilique.		
	Cubitale.	. . . . . .	Salvatelle du petit doigt.

AZYGOS :
1 Deux Intercostales supérieures (*droite et gauche*).
2 Huit dernières Intercostales droites.
3 Demi-Azygos. (*Dernières Intercostales gauches*).
4 Bronchiques droites.
5 Œsophagiennes.

VEINE CAVE INFÉRIEURE

et ses dépendances

VEINE CAVE INFÉRIEURE :

1. Deux Sus-hépatiques.
2. Deux Rénales.
3. Spermatique droite (*Utéro-ovarienne.*)
4. Diaphragmatiques inférieures.
5. Lombaires.
6. Deux Iliaques primitives.

RÉNALE GAUCHE : Spermatique gauche (*Utéro-ovarienne*).

VEINE PORTE :

1. Coronaire stomachique.
2. Pylorique.
3. Cystique.
4. Splénique.
5. Mésentérique supérieure (*Grande Mésaraïque*).

SPLÉNIQUE : Mésentérique inférieure (*Petite Mésaraïque*).

VEINES PORTES ACCESSOIRES :

1. Veinules de la paroi abdominale antér., 1/2 sous-ombilic.
2. Veinules de la partie médiane du diaphragme.
3. Veinules de la petite courbure de l'estomac.
4. Veinules du fond de la vésicule biliaire.

ILIAQUE PRIMITIVE : { **Iliaque interne.**
Iliaque externe Fémorale. Poplitée.

FÉMORALE : Saphène interne.

SAPHÈNE INTERNE :
1 Sous-cutanée abdominale.
2 Honteuses externes.
3 Dorsale interne du pied.
4 Arcade dorsale du pied.

OREILLETTE GAUCHE :	OREILLETTE DROITE :
1 **Quatre Veines Pulmonaires.**	1 **Deux Veines Caves.**
	2 GRANDE VEINE CORONAIRE.
	3 *Veinules de Galien.*
2 Veinules de Lannelongue.	4 Veinules de Lannelongue.

VEINES SANS VALVULES :
1 **Veines Pulmonaires.**
2 **Veine Porte et ses dépendances.**
3 **Veines Rénales.**
4 **Veines du rachis.**
5 **Veines de la tête.**
6 **Grande veine Coronaire cardiaque.**
7 **Veine Cave supérieure.**

---

1 VEINE POUR DEUX ARTÈRES : **Veine Ombilicale.**

GANGLIONS LYMPHATIQUES : VAISSEAUX QU'ILS REÇOIVENT

Tableau Synoptique général

GANGLIONS LYMPHATIQUES	SITUATION	MEMBRE THORACIQUE	MEMBRE ABDOMINAL	TRONC	TÊTE
—	—	—	—	—	—
Ganglions Poplités.	*Creux poplité.*	. . . .	Lymphatiques longeant la Saphène externe. Lymphatiques profonds du pied et de la jambe.		
G. Inguinaux superficiels.	*Embouchure de la veine Saphène interne, au-dessous du fascia crebriformis.*	. . . .	Lymphatiques longeant la Saphène interne. Fesse : lymphatiques superficiels.	Parois de l'abdomen (1/2 sous-ombilicale). Périnée, scrotum : lymphatiques superficiels.	
G. Inguinaux profonds.	*En dedans de la veine Fémorale.*	. . . .	Lymphatiques profonds du membre.	Pénis.	
G. Iliaques externes.	*Autour des vaisseaux Iliaques externes.*	. . . .	. . . .	Parois de l'abdomen (1/2 sous-ombilicale) : lymphatiques profonds.	
G. Hypogastriques .	*Entre vaisseaux Iliaques externes et internes.*	. . . .	Lymphatiques Ischiatiques, Fessiers et Obturateurs.	Vessie. Vésicule séminale. Vagin, partie postérieure ; col utérin.	
G. Sacrés	*Entre les lames du méso-rectum*	. . . .	. . . .	Rectum.	
G. Lombaires.	*En dehors de l'Aorte Abdominale et de la Veine Cave inférieure.*	. . . .	. . . .	Corps utérin, trompe, ovaire. Testicule. Rein. Capsule surrénale.	
G. Mésentériques . .	*Entre les lames du mésentère et des mésocolons.*	. . . .	. . . .	Intestins (*Chylifères*).	

GANGLIONS LYMPHATIQUES : VAISSEAUX QU'ILS REÇOIVENT

Suite du Tableau Synoptique général

GANGLIONS LYMPHATIQUES	SITUATION	MEMBRE THORACIQUE	MEMBRE ABDOMINAL	TRONC	TÊTE
G. Stomacaux	*Le long des grande et petite courbures, entre les lames des épiploons.*	. . . .	. . . .	Estomac : lymphatiques superficiels longeant la Coronaire stomachique.	
G. Spléniques	*Entre les lames de l'épiploon gastro-splénique.*	. . . .	. . . .	Estomac : lymphatiques profonds longeant la Gastro-épiploïque gauche. Rate.	
G. Hépatiques	*Entre les lames de l'épiploon gastro-hépatique.*	. . . .	. . . .	Estomac : lymphatiques profonds longeant la Gastro-épiploïque droite. Foie.	
G. Sus-aortiques	*Du bord supérieur du pancréas à la bifurcation de l'Aorte.*	. . . .	. . . .	Foie : faces inférieure et supérieure, parties latérales et postérieure. Pancréas.	
G. Bronchiques	*Bifurcation de la trachée, le long de la racine des bronches.*	. . . .	. . . .	Poumons. Péricarde.	
G. Médiastinaux postérieurs.	*Le long de l'œsophage et de l'Aorte.*	. . . .	. . . .	Œsophage. Espaces intercostaux.	
G. Médiastinaux antérieurs.	*Diaphragme, face supérieure partie antérieure, au-devant du péricarde, et le long de la face antérieure des gros vaisseaux.*	. . . .	. . . .	Foie : face supérieure, partie antérieure. Péricarde. Cœur.	
G. Sternaux	*Face profonde du sternum, le long des vaisseaux Mammaires internes.*	. . . .	. . . .	Diaphragme, parties antérieure et médiane. Lymphatiques longeant les vaisseaux Mammaires internes. Thymus.	

GANGLIONS LYMPHATIQUES : VAISSEAUX QU'ILS REÇOIVENT

Suite et fin du Tableau Synoptique général

GANGLIONS LYMPHATIQUES	SITUATION	MEMBRE THORACIQUE	MEMBRE ABDOMINAL	TRONC	TÊTE
G. Thoraciques.	*Le long du bord antérieur de l'aisselle.*	. . . .	. . . .	Thorax, parties latérales, lymphatiques antérieurs.	
G. Sous-claviculaires.	*Fosse sous-claviculaire.*	. . . .	. . . .	Thorax, parties latérales, lymphatiques antérieurs.	
G. Sous-scapulaires.	*Le long du bord postérieur de l'aisselle.*	. . . .	. . . .	Thorax, parties latérales, lymphatiques postérieurs.	
G. Axillaires . . .	*Au fond de l'aisselle.*	Membre thoracique.	. . . .	Mamelle.	
G. Sus-épitrochléen.	*Au-dessus de l'épitrochlée.*	Lymphatiques longeant veines Cubitales superfic.			
G. Sous-maxillaires.	*Au-dessous et autour de la glande sous-maxillaire.*	. . . .	. . . .	. . . .	Langue. Face : lymphatiques superficiels antérieurs.
G. Parotidiens . . .	*Au-devant du pavillon de l'oreille et dans la glande parotide.*	. . . .	. . . .	. . . .	Face : lymphatiques superficiels antérieurs et latéraux.
G. Sous-occipitaux.	*En arrière et au-dessous de l'oreille et à la partie supérieure de la nuque.*	. . . .	. . . .	. . . .	Face : lymphatiques superficiels latéraux et postérieurs.
G. Cervicaux supérieurs *(Ganglions Faciaux profonds).*	*Le long des gros vaisseaux veineux et des parois du pharynx.*	. . . .	. . . .	Corps thyroïde.	Tête : lymphatiques profonds. Langue. Pharynx. Larynx.
G. Cervicaux inférieurs.	*Le long des gros vaisseaux veineux du cou, partie inférieure.*	. . . .	. . . .	Corps thyroïdes. Cou : lymphatiques superficiels. Œsophage. Trachée.	. . . .

CANAL THORACIQUE
& GRANDE VEINE LYMPHATIQUE DROITE

GRANDE VEINE LYMPHATIQUE DROITE	CANAL THORACIQUE
Tronc Prévertébral droit. . . .	*Tronc Prévertébral gauche.*
Tronc Jugulaire droit.	*Tronc Jugulaire gauche.*
Tronc Axillaire droit	*Tronc Axillaire gauche.*
Tronc Mammaire interne droit.	*Tronc Mammaire interne gauche*
Tronc Broncho-médiastin droit.	*Tronc Broncho-médiastin gauche*
Tête, 1/2 droite	Tête, 1/2 gauche.
Cou, 1/2 droite.	Cou, 1/2 gauche.
Thorax, 1/2 droite.	Thorax, 1/2 gauche.
Membre thoracique droit. . .	Membre thoracique gauche.
Poumon droit, 1/2 supérieure.	Poumon droit, 1/2 inférieure.
. . . .	Poumon gauche.
Diaphragme, 1/2 droite . . .	Diaphragme, 1/2 gauche.
. . . .	Abdomen, 1/2 gauche et droite.
. . . .	Membre abdominal gauche et droit.

NERFS

NERFS RACHIDIENS

NERFS RACHIDIENS	31 paires :	8 CERVICALES. 12 DORSALES. 5 LOMBAIRES. 6 SACRÉES.

CHAQUE NERF RACHIDIEN, MIXTE	est formé par deux racines :	1° *postérieure* (dorsale) *sensitive.* 2° *antérieure* (ventrale) *motrice.*
	et fournit deux branches mixtes :	1° *postérieure* (dorsale) 2° *antérieure* (ventrale).

4 PLEXUS RACHIDIENS

Formés par branches antérieures (*ventrales*) des 9 premières paires et des 9 paires précédant les deux dernières.	1° PLEXUS CERVICAL :	*4 premiers nerfs Cerv.*
	2° PLEXUS BRACHIAL :	*4 derniers nerfs Cerv.* *1er nerf Dorsal.*
	3° PLEXUS LOMBAIRE :	*5 nerfs Lombaires.*
	4° PLEXUS SACRÉ :	*Nerf Lombo-sacré.* *4 premiers n. Sacrés*

BRANCHES ANTÉRIEURES (*ventrales*) DES NERFS RACHIDIENS

Intercostaux.	*Rameau perforant latéral.*	R. post. (*Récurrent*). R. antérieur.
	Rameau perforant antérieur.	R. post. (*Récurrent*). R. antérieur.
1er Intercostal.	*Jamais de perforant latéral.*	
2e et 3e Intercostaux.	*Rameau perforant latéral.*	Va au Brachial cutané interne (*plexus Brachial*).

PLEXUS CERVICAL

Formé par les branches antérieures (ventrales) des *4 premiers nerfs Cervicaux.*

Fournit 15 branches : 5 *superficielles, 5 moy., 5 profondes.*

5 BRANCHES *superficielles :*

- *1 Mastoïdienne.*
- *2 Auriculaire.*
- *3 Cervicale transverse.*
- *4 Sus-claviculaire.*
- *5 Sus-acromiale.*

5 BRANCHES *moyennes pour :*

- *6 Sterno-cléido-mastoïdien.*
- *7 Trapèze.*

  Animés aussi par le nerf Spinal (11e paire crânienne).

- *8 Rhomboïde.*
- *9 Angulaire.*

  Animés aussi par le plexus Brachial.

- *10* *Scapulo-hyoïdien. Sterno-cléi do-hyoïdien. Sterno-thyroïdien.*

  (Cervicale descendante interne), Anastomosée avec branche descendante du Grand Hypoglosse (12e paire crânienne).

5 BRANCHES *profondes pour :*

- *11 Droit latéral.*
- *12 P[t]. droit ant.*
- *13 Gr. droit ant. de la tête.*
- *14 Long du cou.*
- *15 Diaphragme.* *(Nerf Phrénique ou Diaphragmatique.)*

PLEXUS BRACHIAL

Formé par les branches antérieures (ventrales) des *4 derniers nerfs Cervicaux* et du 1er *nerf Dorsal.*

Fournit 18 branches : *13 collatérales* et *5 terminales.*

13 BRANCHES *collatérales pour :*			
	1 Sous-clavier.		Cinq muscles rattachant le tronc à l'épaule.
	2 Pt pectoral.		
	3 Angulaire.	Animés aussi par le plexus Cervical.	
	4 Rhomboïde		
	5 Grand dentelé.		
	6 Grand pectoral.		Deux muscles rattachant le tronc et l'épaule au bras.
	7 Grand dorsal.		
	8 et 9 Sous-scapulaire.		Six muscles rattachant l'épaule au bras.
	10 Sus-épineux. Sous-épineux.	*(Nerf Sus-scapulaire).*	
	11 Petit rond. Deltoïde.	*(Nerf Axillaire ou Circonflexe).*	
	12 Grand rond.		
	13 Peau de la région brachiale interne.	*(N. Accessoire du Brachial cutané int.).*	

---

5 BRANCHES *terminales :*		
	1 NERF BRACHIAL CUTANÉ INTERNE.	Recevant les rameaux perforants latéraux des deux premiers nerfs Intercostaux.
	2 NERF MUSCULO-CUTANÉ.	
	3 NERF RADIAL.	
	4 NERF MÉDIAN.	
	5 NERF CUBITAL.	

PLEXUS BRACHIAL

Branches Terminales : *Muscles qu'elles animent.*

MUSCULO-CUTANÉ (3 *muscles*).	RADIAL (13 *muscles*).	MÉDIAN (11 *muscles* 1/2).	CUBITAL (15 *muscles* 1/2).
1 Coraco-brachial.			
2 Biceps.			
3 Brachial antérieur.			
	1 Triceps.		
	2 Long supinateur.		
	3 1er radial externe.		
	4 2e radial externe.		
	5 Court supinateur.		
	6 Extenseur des doigts.		
	7 Ext. du petit doigt.		
	8 Cubital postérieur.		
	9 Anconé.		
	10 Long abd. du pouce.		
	11 Court ext. du pouce.		
	12 Long ext. du pouce.		
	13 Extenseur de l'index.		
		1 Rond pronateur.	
		2 Grand palmaire.	
		3 Petit palmaire.	
			1 Cubital antérieur.
		4 Fl. superf. des doigts.	
		5 Fléchisseur profond des doigts (1/2 ext.).	2 Fléchisseur profond des doigts (1/2 int.).
		6 Long fl. du pouce.	
		7 Carré pronateur.	
			3 Palmaire cutané.
		8 Court abd. du pouce.	4 Abd. du petit doigt.
		9 Court fl. du pouce.	5 Fl. du petit doigt.
		10 Opposant du pouce.	6 Opp. du petit doigt.
			7 4 Inteross. dorsaux.
			8 3 Inteross. palmaires.
			9 Adducteur du pouce.
		11 Deux Lombricaux ext.	10 Deux Lombricaux int.

Distribution des 20 nerfs collatéraux des doigts (1) :		
	LE RADIAL donne 2 branches :	*Les deux collatérales dorsales du pouce.*
	LE MÉDIAN donne 14 branches :	*Les deux collatérales palmaires du pouce.* *Les quatre collatérales de l'index.* *Les quatre collatérales du médius.* *Les deux collatérales externes de l'annulaire.*
	LE CUBITAL donne 6 branches :	*Les deux collatérales internes de l'annulaire.* *Les quatre collatérales de l'auriculaire.*

(1) D'après le mémoire de M. L. Gustave Richelot (*Archives de Physiologie*, 1875).

PLEXUS LOMBAIRE

Formé par les branches antérieures (ventrales) des *5 nerfs Lombaires.*

Fournit 7 Branches : *4 collatérales et 3 terminales.*

4 BRANCHES *collatérales* :	*1 Abdomino-génitale supér.*	R. génital au-dessus du cordon spermatique.
	2 Abdomino-génitale infér.	R. génital en dehors du cordon spermatique.
	3 Femoro-génitale.	R. génital au-dessous du cordon spermatique.
	4 Fémoro-fessière.	

3 BRANCHES *terminales* :	1 N. Obturateur.	
	2 Nerf Crural :	*Musculo-cutané externe.* *Musculo-cutané interne.* *Saphène interne.*
	3 N. Lombo-sacré,	Allant au plexus sacré.

Nerf Obturateur.	**Nerf Crural.**	NERF MUSCULO-CUTANÉ INTERNE.	NERF MUSCULO-CUTANÉ EXTERNE.
	1 Petit psoas.		
	2 Psoas iliaque		
1 Obtur. ext.			
2 Pectiné . . .	. . . .	1 Pectiné.	
3 1er adducteur	. . . .	2 1er adducteur.	
4 2e adducteur.			
5 3e adducteur			
6 Droit interne	. . . .	. . . .	1 Couturier.
	3 Triceps crural.		

PLEXUS SACRÉ

Formé par le *nerf Lombo-sacré* et les branches antérieures (ventrales) des 4 *premiers nerfs Sacrés.*

Fournit 11 Branches : 10 *collatérales et* 1 *terminale.*

10 BRANCHES *collatérales :*

	Branche	Muscles
1	*Branches Viscérales.*	
2	*Nerf du Releveur de l'anus.*	
3	*Nerf du Pyramidal.*	
4	*Nerf Anal ou Hémorrhoïdal.*	Sphincter ext.
5	*Nerf Honteux interne :*	Sphincter ext. Ischio-cav. Bulbo-cav. Transv. superf. Transv. prof.
6	*Nerf de l'Obturateur interne.*	
7	*R. du Jumeau inférieur.*	Carré crural.
8	*R. du Jumeau supérieur.*	
9	*N. Petit Sciatique (Fessier inf.).*	Grand fessier.
10	*Nerf Fessier supérieur.*	Moyen fessier. Petit fessier. Tens. du f. lata.

Les 3 premières branches collatérales ne sortent pas de la cavité pelvienne.
Les 3 branches suivantes sortent par la partie inférieure de la grande échancrure sciatique et rentrent par la petite échancrure.
Les 3 autres sortent aussi par la partie inférieure de la grande échancrure sciatique, mais elles ne rentrent pas.
Enfin, la dernière sort par la p. sup. de la grande échancrure sciatique.

---

1 BRANCHE terminale, **Le GRAND SCIATIQUE** divisé en :

Sciatique poplité externe :
- *Tibial antérieur.*
- *Musculo-cutané.*
- *Saphène péronier.*

Sciatique poplité interne :
- *Saphène tibial.*
- *Tibial postérieur.*
  - *a.* Plantaire ext.
  - *b.* Plantaire int.

PLEXUS SACRÉ

BRANCHE TERMINALE ET SES DÉPENDANCES; muscles qu'elles animent.

Grand Sciatique (*4 muscles*).	SCIAT. POPL. EXT. (*2 muscles*).	*Tibial antérieur* (*5 muscles*).	*Musculo cutané* (*2 muscles*).	SCIAT. POPL. INT. (*3 muscles*).	*Tibial postérieur* (*3 muscles*).	Plantaire int. (*6 muscles*).	Plantaire ext. (*15 muscles*).
1 Biceps crural. 2 1/2 tendineux. 3 1/2 membran. 4 3e adducteur.							
. . . .	1 Jambier ant.	1 Jambier ant.	. . . .	. . . .	. . . .	. . . .	. . . .
	. . . .	2 Extenseur du gros orteil.					
	2 Extenseur des orteils.	3 Extenseur des orteils.					
	. . . .	1 Péronier ant.					
. . . .	. . . .	. . . .	1 Long pér. lat. 2 Court pér. lat.	. . . .	. . . .	. . . .	. . . .
. . . .	. . . .	. . . .	. . . .	1 Triceps sural. 2 Plant. grêle. 3 Poplité.	. . . .	. . . .	. . . .
				. . . .	1 Long fléchiss. des orteils.		
				. . . .	2 Long fléch. du gros orteil.		
				. . . .	3 Jambier post.		
. . . .	. . . .	5 Pédieux.	. . . .	. . . .	. . . .	. . . .	. . . .
. . . .	. . . .	. . . .	. . . .	. . . .	. . . .	1 Abducteur du gros orteil.	1 Abducteur du petit orteil.
						2 Court fléch. du gros orteil.	2 Fléchisseur du petit orteil
						. . . .	3 4 Interosseux dorsaux.
. . . .	. . . .	. . . .	. . . .	. . . .	. . . .	. . . .	4 3 Interosseux plantaires.
						. . . .	5 Add. oblique du gros orteil.
						. . . .	6 Add. tr. du gros orteil.
. . . .	. . . .	. . . .	. . . .	. . . .	. . . .	3 Deux Lombricaux internes.	7 Deux Lombricaux externes.
						4 Accessoire du long fléchiss.	8 Accessoire du long fléchiss.
						5 Court fl. des o.	. . . .

NERFS RACHIDIENS :

BRANCHES NE CONTRIBUANT PAS A LA FORMATION DES PLEXUS : *Muscles qu'elles animent*

BRANCHES DORSALES			BR. VENTRALES
9 CERVICALES	7 THORACIQUES	15 ABDOMINALES	12 INTERCOSTALES
1 Petit dentelé postéro-supérieur.	1 Petit dentelé postéro-supérieur.	. . . .	. . . .
. . . .	. . . .	1 Petit dentelé postéro-inférieur.	
. . . .	2 Sacro-lombaire.	2 Sacro-lombaire.	. . . .
. . . .	3 Long dorsal.	3 Long dorsal.	
2 Transversaire épineux	4 Transversaire épineux.	4 Transversaire épineux.	
3 Scalène postérieur.			
4 Scalène antérieur.			
5 Splénius.	5 Splénius	. . . .	. . . .
6 Petit complexus.			
7 Grand complexus.	6 Grand complexus.		
8 Transversaire du cou.	7 Transversaire du cou.	. . . .	. . . .
9 Angulaire.			
10 Onze Intertransversaires du cou.			
11 6 Interépineux du cou.			
12 Oblique du cou.			
13 Oblique de la tête.			
14 Gr. droit postérieur.			
15 Petit droit postérieur.			
16 Sur-costal supérieur. .	8 Sur-costaux moyens.	5 Sur-costaux inférieurs.	
		6 Cinq Intertransversaires des lombes.	
. . . .	. . . .	. . . .	1 Onze Intercostaux externes.
			2 Onze Intercostaux internes.
			3 Cinq Sous-costaux.
			4 Triangulaire du sternum.
. . . .	. . . .	. . . .	5 Transverse de l'abdomen.
			6 Petit oblique de l'abdomen.
			7 Grand oblique de l'abdomen.
			8 Grand droit de l'abdomen.

NERFS CRANIENS *(12 paires)*

3 N. SENSORIELS	6 NERFS MOTEURS	3 NERFS MIXTES	RACINES	ORIGINES APPARENTES		
1 Olfactif			R. BLANCHE EXTERNE.	*Lobe frontal,*	En avant et en dehors de l'espace perforé antérieur.	
			R. BLANCHE INTERNE.	*Lobe frontal,*	En avant et en dedans de l'espace perforé antérieur.	
			R. GRISE.	*Lobe frontal,*	A la réunion des deux racines blanches.	
2 Optique			R. BLANCHE EXTERNE.	*Tubercule quadrijumeau antérieur*	Et corps genouillé externe.	(AE, PI)
			R. BLANCHE INTERNE.	*Tubercule quadrijumeau postérieur*	Et corps genouillé interne.	
			R. GRISE.	*Au-dessus du chiasma optique.*		
3	Oculo-moteur commun			*Pédoncule cérébral,*	Bord interne, partie postérieure.	
4	Pathétique			*Valvule de Vieussens,*	Sommet.	
5		Trijumeau	R. MOTRICE.	*Protubérance,*	Face inférieure, partie antéro-latérale.	
			R. SENSITIVE.	*Protubérance,*	En arrière et en dehors de la racine précédente.	
6	Oculo-moteur externe			*Bulbe,*	Entre pyramide antérieure et protubérance.	
7	Facial			*Bulbe,*	Entre faisceau intermédiaire et protubérance.	
8 Auditif				*Bulbe,*	En dehors du précédent.	
9		Glosso-pharyngien		*Bulbe,*	Entre faisceau intermédiaire et corps restiforme, au-dessous du précédent.	
10		Pneumo-gastrique		*Bulbe,*	Au-dessous du précédent.	
11	Spinal		R. BULBAIRES.	*Bulbe,*	Au-dessous du précédent.	
			R. MÉDULLAIRES.	*Moelle,*	Entre racines antérieures et postérieures des six premiers nerfs rachidiens.	
12	Grand Hypoglosse			*Bulbe,*	Entre olive et pyramide antérieure.	

NERFS MOTEURS DE L'ŒIL

3e PAIRE : OCULO-MOTEUR COMMUN (5 muscles).	4e PAIRE : PATHÉTIQUE (1 muscle).	6e PAIRE : OCULO-MOTEUR EXTERNE (1 muscle).
1 Releveur palpébral.		
2 Droit supérieur.		
3 Droit interne.		
4 Droit inférieur.		
. . . .	. . . .	1 Droit externe.
5 Petit oblique.		
. . . .	1 Grand oblique.	

5e PAIRE : TRIJUMEAU *ou* TRIFACIAL

Ophthalmique de Willis :
- 1 *Nasal* . . . . Interne. / Externe.
- 2 *Frontal* . . . . Interne. / Externe (*Sus-orbitaire*).
- 3 *Lacrymal.*

Maxillaire supérieur :
- 1 *Dentaires postéro-supérieurs.*
- 2 *Orbitaire* . . . . Temporo-malaire.
- 3 *Dentaire antéro-supérieur.*
- 4 *Sous-orbitaire.*

Maxillaire inférieur (*Masticateur*) :
- 1 *Temporal superficiel.*
- 2 *Massétérin* . . . . Temporal profond postérieur.
- 3 *Temporal profond moyen.*
- 4 *Buccal* . . . . Temporal profond antérieur.
- 5 *Nerf du Ptérygoïdien interne.*
- 6 *Dentaire inférieur :* Mylo-hyoïdien. / Mentonnier.
- 7 *Lingual.*

LE MAXILLAIRE INFÉRIEUR ANIME 6 MUSCLES 1/2 :
- *Massétérin* . . . . Masséter.
- *Temporal profond antérieur* . . . / *Temporal profond moyen* . . . . / *Temporal profond postérieur* . . . Temporal.
- *Buccal* . . . . Ptérygoïdien externe.
- *Nerf du Ptérygoïdien interne :* Ptérygoïdien interne. / Péristaphylin externe.
- *Mylo-hyoïdien :* Mylo-hyoïdien. / Digastrique (*Ventre antérieur*).

7e PAIRE : FACIAL

10 Branches collatérales :

- 5 BRANCHES INTRA-PÉTREUSES :
  - 1 *Gr. Pétreux superficiel :*
    - Palato-staphylin.
    - Péristaphylin interne.
  - 2 *Pet. Pétreux superficiel :*
    - Péristaphylin externe.
    - Muscle du marteau.
  - 3 *N. du Muscle de l'étrier.*
  - 4 *Corde du tympan.* — Pour Lingual.
  - 5 *R. Auriculaire.* — Pour Pneumo-gastrique.
- 5 BRANCHES EXTRA-PÉTREUSES :
  - 6 *R. Anastomotique.* — Pour Glosso-pharyngien.
  - 7 *R. du Digastrique :*
    - Digastrique (*Ventre postérieur*).
    - Stylo-hyoïdien.
    - Stylo-pharyngien.
  - 8 *R. du Stylo-hyoïdien.*
  - 9 *R. du Stylo-glosse :*
    - Stylo-glosse.
    - Staphylo-glosse.
  - 10 *R. Auriculaire postérieur :*
    - Occipital.
    - Auriculaire postérieur.
    - Auriculaire supérieur (*1/2 postérieure*).

2 Branches terminales :

- *a.* TEMPORO-FACIALE :
  - 1 *Rx Temporaux :*
    - Auriculaire supérieur (1/2 *ant.*)
    - Auriculaire antérieur.
    - Temporal superficiel.
  - 2 *Rx Frontaux :*
    - Frontal.
    - Sourcilier.
  - 3 *Rx Palpébraux.* — Orbiculaire palpébral.
  - 4 *Rx Sous-orbitaires :*
    - Grand zygomatique.
    - Petit zygomatique.
    - Pyramidal.
    - Releveur naso-labial superficiel.
    - Releveur naso-labial profond.
    - Canin.
    - Transverse du nez.
    - Dilatateur du nez.
    - Myrtiforme.
  - 5 *Rx Buccaux supérieurs :*
    - Buccinateur (1/2 *supérieure*).
    - Orbiculaire des lèvres (1/2 *supérieure*).
    - Triangulaire des lèvres.

7e PAIRE : FACIAL (*Suite et fin*)

2 Branches terminales :	*b.* CERVICO-FACIALE :	6 Rx *Buccaux inférieurs* :	Buccinateur (1/2 *inférieure*). Orbiculaire des lèvres (1/2 *inférieure*).
		7 Rx *Mentonniers* :	Orbiculaire des lèvres (1/2 *inférieur*). Triangulaire des lèvres. Carré du menton. Houppe du menton.
		8 Rx *Cervicaux* :	Transverse du menton. Risorius de Santorini. Peaucier du cou.

9e PAIRE : GLOSSO-PHARYNGIEN

1 **R. du Digastrique :**	Digastrique (*Ventre postérieur*).	
	Stylo-hyoïdien.	
	Stylo-pharyngien.	
2 **R. du Stylo-glosse.**		
3 **Rx Tonsillaires.**	. . . .	(*Plexus Tonsillaire*).
4 **Rx Pharyngiens.**	. . . .	(*Plexus Pharyngien*).
5 **Rx Carotidiens.**	. . . .	(*Plexus Carotidien*).
6 **Rx Linguaux.**	. . . .	(*Plexus Lingual*).
7 **Rameau de Jacobson** (GANGLION D'ANDERSH) :	1 R. de la fenêtre ronde.	
	2 R. de la fenêtre ovale.	
	3 R. de la trompe d'Eustache.	
	4 Grand **Pétreux** profond.	(*G. Sphéno-palatin*).
	5 Petit **Pétreux** profond.	(*G. Otique*).
	6 Rameau pour plexus Carotidien.	

10e PAIRE : PNEUMO GASTRIQUE

- *a.* **Région cervicale :**
  - 1 Rx PHARYNGIENS :
    - *Plexus Pharyngien.*
    - *Plexus Intercarotidien.*
  - 2 LARYNGÉ SUPÉRIEUR :
    - *Rameau de Galien.* (Anastomosé avec Laryngé infér.).
    - *Laryngé externe.* Crico-thyroïdien.
  - 3 LARYNGÉ INFÉRIEUR (*ou Récurrent*) :
    - 1 *Rameaux Œsophagiens.*
    - 2 *Rameaux Trachéens.*
    - 3 Rx *Cardiaques* (à gauche). Plexus Cardiaque.
    - 4 *R. Anastomotique.* Pour rameau de Galien.
    - 5 Rx *Musculaires* :
      - Constricteur inférieur du pharynx.
      - Thyro-aryténoïdien.
      - Crico-aryténoïdien latéral.
      - Crico-aryténoïdien postérieur.
      - Aryténoïdien.
      - Aryténo-épiglottique.

- *b.* **Région thoracique :**
  - 1 Rx ŒSOPHAGIENS.
  - 2 Rx PULMONAIRES. *Plexus Pulmonaire* :
    - Rx Trachéens.
    - Rx Bronchiques.
    - Rx Œsophagiens.
    - Rx Péricardiques.
  - 3 Rx CARDIAQUES. *Plexus Cardiaque.*
- *c.* **Région abdominale :**
  - 1 PNEUMO-GASTRIQUE GAUCHE :
    - 1 *Plexus autour du cardia.*
    - 2 *Branches Stomacales.*
    - 3 *Branches Hépatiques.*
  - 2 PNEUMO-GASTRIQUE DROIT :
    - 1 *Branches Stomacales.*
    - 2 Rx *Pancréatiques.*
    - 3 Rx *Spléniques.*
    - 4 *Rameaux Rénaux.*
    - 5 *Branche pour* Ganglion Semi-lunaire droit.

11° PAIRE : SPINAL

a. **Branche Interne**	Ganglion Plexiforme du Pneumo-gastrique:	*Rameaux pharyngiens.* *Larynge externe.* *Larynge inférieur* (ou Récurrent).
b. **Branche Externe**	1 *Sterno-cléido-mastoïdien.* 2 *Trapèze.*	aussi animés par le pl. Cervical.

12° PAIRE : GRAND HYPOGLOSSE

1 **Rx Linguaux**	1 *Hyo-glosse.* 2 *Génio-glosse.* 3 *Amygdalo-glosse.* 4 *Lingual supérieur.* 5 *Lingual inférieur.* 6 *Lingual transverse.* 7 *Lingual vertical.*	
2 **R. du Génio-hyoïdien**		
3 **R. du Thyro-hyoïdien**		
4 **Branche Descendante**	Unie à branche descendante interne du plexus Cervical.	1 *Scapulo-hyoïdien.* 2 *Sterno-cléido-hyoïdien.* 3 *Sterno-thyroïdien.*

GRAND SYMPATHIQUE

24 GANGLIONS :	3 Cervicaux :	1 *Supérieur.*	Anastomosé avec les 4 premiers nerfs Cervicaux.
		2 *Moyen*	Anastomosé avec les 4e et 5e nerfs Cervicaux.
		3 *Inférieur*	Anastomosé avec les 7e et 8e nerfs Cervicaux.
	12 Thoraciques.		Chacun de ces ganglions est anastomosé avec le nerf rachidien correspondant et le nerf susjacent.
	5 Lombaires.		
	4 Sacrés.		

GANGLION CERVICAL SUPÉRIEUR

1 Branches Rachidiennes:	4 *Prem. nerfs Cervic.*	
2 Branches Crâniennes :	1 *R. pour Grand Hypoglosse (12e paire).*	
	2 *Rx pour Pneumo-gastrique (10e paire) :*	Ganglion Plexiforme. Ganglion Jugulaire.
	3 *R. pour Glosso-pharyngien (9e paire).*	

2 Branches Crâniennes *(Suite)* :	4 *Plexus Carotidien* :	R. pour r. de Jacobson (9e p.) dans caisse du tympan.
		R. pour Grand Pétreux superficiel (7e paire) : *nerf Vidien*.
	5 *Plexus Caverneux* :	1 R. pour Oculo-moteur externe (6e paire).
		2 R. pour ganglion de Gasser (5e paire).
		3 R. pour Ophthalmique de Willis (5e paire).
		4 R. pour Pathétique (4e paire).
		5 R. pour Oculo-moteur commun (3e paire).
		6 R. pour ganglion Ophthalmique (5e et 3e paires).
		7 R. pour branches de la Carotide interne.
3 Br. Carotidiennes externes :	*Plexus et ganglions Intercarotidiens.*	Plexus pour branches de la Carotide externe.
4 Branches Viscérales :	1 R^x *Laryngiens.*	Plexus Laryngé.
	2 R^x *Pharyngiens.*	Plexus Pharyngien.
	3 R^x *Cardiaques.*	Nerf Cardiaque supérieur (***Plexus Cardiaque***).
5 Branches Ostéo-musculaires pour :	1 *Long du cou.*	
	2 *Grand droit antérieur de la tête.*	
	3 *2e, 3e et 4e vertèbres cervicales.*	

GANGLION CERVICAL MOYEN

1 **Rx pour nerf Laryngé infér.** (*nerf Récurrent*).
2 **Rx Cardiaques** (*nerf Cardiaque moyen*).
3 **Plexus Thyroïdien inférieur.**

GANGLION CERVICAL INFÉRIEUR

1 **Rx pour nerf Laryngé infér.** (*nerf Récurrent*).
2 **Rx Cardiaques** (*nerf Cardiaque moyen*).
3 **Rx Cardiaques** (*nerf Cardiaque inférieur*).
4 **Plexus Sous-clavier.**
5 **Plexus Vertébral.**

---

12 GANGLIONS THORACIQUES

1 **Rx Aortiques.**
2 **Rx Intercostaux.**
3 **Rx Trachéens.**
4 **Rx Bronchiques.**
5 **Rx Pulmonaires.**
6 **Rx Œsophagiens.**
7 **Nerf Grand Splanchnique** (6e, 7e 8e, 9e *ganglions*).
8 **Nerf Petit Splanchnique** (10e, 11e, 12e *ganglions*).

PLEXUS SOLAIRE

Fournissant les **Plexus** :

1 **Lombaires.**
2 **Diaphragmatiques inférieurs.**
3 **Coronaire stomachique.**
4 **Hépatique.**
5 **Portal** (*Veine-porte*).
6 **Splénique.**
7 **Mésentérique supérieur.**
8 **Surrénaux moyens.**
9 **Rénaux.**
10 **Spermatiques.**

---

5 GANGLIONS LOMBAIRES

Formant le Plexus **Lombo-aortique** qui fournit les **Plexus** :

1 **Mésentérique inférieur.**
2 **Iliaque externe.**

---

4 GANGLIONS SACRÉS

Fournissant les **Plexus** :

1 **Iliaque interne** (*Hypogastrique*).
2 **Ilio-lombaire.**
3 **Sacré latéral.**
4 **Sacré moyen.**

TRIJUMEAU (5e PAIRE)

GANGLIONS SITUÉS SUR LE TRAJET DE SES TROIS BRANCHES

Racines et Branches Efférentes	Ganglion Ophthalmique (*Willis*) (*3 racines*).	Ganglion Sphéno-palatin (*Meckel*) (*4 racines*).	Ganglion Otique (*Arnold*) (*5 racines.*)
a. Racines Sympathiques . . .	Plexus Caverneux.	Plexus Carotidien.	Plexus Méningé moyen.
b. Racines Motrices	Oculo-moteur commun (*3e paire*).	Grand Pétreux superficiel (*7e paire*).	*a.* Petit Pétreux superficiel (*7e paire*). *b.* Maxillaire inférieur (*5e paire*).
c. Racines Sensitives	Nasal (*5e paire*).	*a.* Maxillaire supérieur (*5e paire*) *b.* Grand Pétreux profond (*9e paire*).	*a.* Maxillaire inférieur (*5e paire*). *b.* Petit Pétreux profond (*9e paire*).
d. Branches Efférentes. . . .	1 Nerfs Ciliaires. 2 Nerf de l'artère centrale de la rétine.	1 Nerf Sphéno-palatin (*donnant le nerf Naso-palatin*). 2 N. Ptérygo-palatin (*Pharyngien de Bock*). 3 N. Grand Palatin. 4 N. Palatin moyen. 5 N. Palatin postérieur (*animant le palato-staphylin et le péristaphylin interne*).	1 N. du Muscle du marteau. 2 Nerf du Péristaphylin externe.

MUSCLES ANIMÉS PAR LES [illegible] PLEXUS CERVICAL ET BRACHIAL

PLEXUS CERVICAL	PLEXUS [illegible]ACHIAL				
	BR. COLLATÉRALES	BRANCHES TERMINALES			
		MUSCULO-CUTANÉ (3 muscles).	[illegible]RADIAL ([illegible] muscles).	MÉDIAN (11 muscles 1/2).	CUBITAL (15 muscles 1/2).
(12 muscles).	(13 muscles).				
1 Diaphragme.					
2 Long du cou.					
3 Grand droit antérieur de la tête.					
4 Petit droit antér.					
5 Droit latéral.					
6 Trapèze.	. . . . . .	. . . . . .	. . . . . .	. . . . . .	. . . . . .
7 St.-cléido-mast.					
8 Sterno-thyroïdien.					
9 St.-cléido-hyoïd.					
10 Scapulo-hyoïdien.					
11 Angulaire.	1 Angulaire.	. . . . . .	. . . . . .	. . . . . .	. . . . . .
12 Rhomboïde.	2 Rhomboïde.				
	3 Grand dentelé.				
	4 Petit pectoral.				
	5 Sous-clavier.				
	6 Grand pectoral.				
	7 Grand dorsal.				
. . . . . .	8 Grand rond.	. . . . . .	. . . . . .	. . . . . .	. . . . . .
	9 Petit rond.				
	10 Deltoïde.				
	11 Sous-épineux.				
	12 Sus-épineux.				
	13 Sous-scapulaire.				
. . . . . .	. . . . . .	1 Coraco-brachial.	. . . . . .	. . . . . .	. . . . . .
		2 Biceps brachial.			
		3 Brachial antérieur.	[illegible]		
. . . . . .	. . . . . .	. . . . . .	[illegible] Triceps.	. . . . . .	. . . . . .
. . . . . .	. . . . . .	. . . . . .	[illegible] Long supinateur.	. . . . . .	. . . . . .
			[illegible] radial externe.		
			[illegible] externe.		
			[illegible] supinateur.		

Suite et fin des MUSCLES ANIMÉS PAR LES PLEXUS CERVICAL ET BRACHIAL

PLEXUS CERVICAL	PLEXUS BRACHIAL				
	BR. COLLATÉRALES	BRANCHES TERMINALES			
		MUSCULO-CUTANÉ	RADIAL	MÉDIAN	CUBITAL
(*12 muscles*).	(*13 muscles*).	(*3 muscles*).	(*13 muscles*).	(*11 muscles 1/2*).	(*15 muscles 1/2*).
. . . .	. . . .	. . . .	6 Extens. des doigts. 7 Ext. du petit doigt. 8 Cubital postérieur. 9 Anconé.	. . . .	. . . .
. . . .	. . . .	. . . .	10 Lg abd. du pouce. 11 Ct ext. du pouce. 12 Lg ext. du pouce. 13 Extens. de l'index.	. . . .	. . . .
. . . .	. . . .	. . . .	. . . .	1 Rond pronateur. 2 Grand palmaire. 3 Petit palmaire.	. . . .
. . . .	. . . .	. . . .	. . . .	. . . .	1 Cubital antérieur.
				4 Fléchisseur superficiel des doigts. 5 Fléch. prof. des doigts (1/2 ext.). 6 Long fl. du pouce. 7 Carré pronateur.	2 Fléch. prof. des doigts (1/2 int.).
. . . .	. . . .	. . . .	. . . .	8 Court abd. du p. 9 Court fléch. du p. 10 Oppos. du pouce. 11 2 Lombricaux ext.	3 Palmaire cutané. 4 Abd. du pt doigt. 5 Fléch. du pt doigt. 6 Opp. du pt doigt. 7 4 Inteross. dors. 8 3 Inteross. palm. 9 Adduct. du pouce. 10 2 Lombricaux int.

MUSCLES ANIMÉS PAR LES PLEXUS LOMBAIRE & SACRÉ

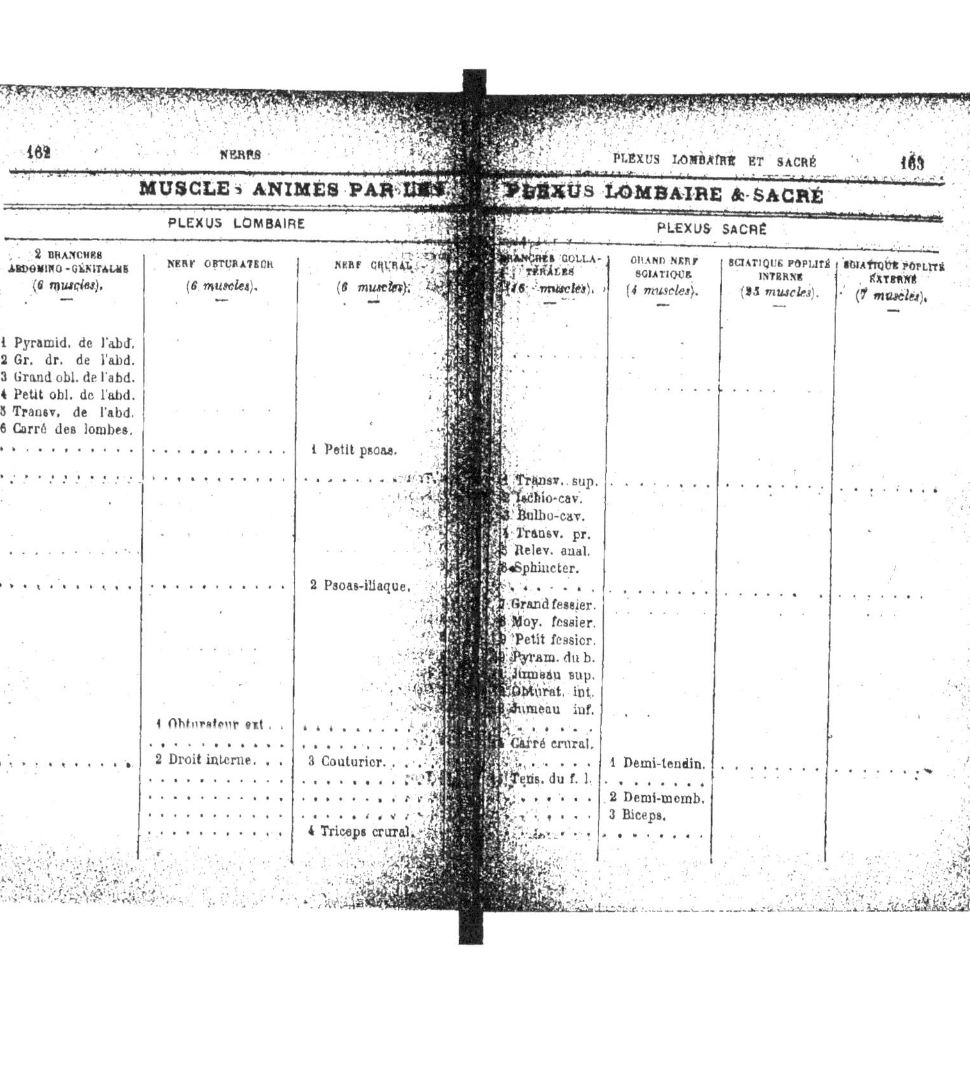

PLEXUS LOMBAIRE			PLEXUS SACRÉ			
2 BRANCHES ABDOMINO-GÉNITALES (*6 muscles*).	NERF OBTURATEUR (*6 muscles*).	NERF CRURAL (*6 muscles*).	BRANCHES COLLATÉRALES (*16 muscles*).	GRAND NERF SCIATIQUE (*4 muscles*).	SCIATIQUE POPLITÉ INTERNE (*25 muscles*).	SCIATIQUE POPLITÉ EXTERNE (*7 muscles*).
1 Pyramid. de l'abd.						
2 Gr. dr. de l'abd.						
3 Grand obl. de l'abd.						
4 Petit obl. de l'abd.						
5 Transv. de l'abd.						
6 Carré des lombes.						
....	....	1 Petit psoas.				
....	....	....	1 Transv. sup.	....	....	....
			2 Ischio-cav.			
			3 Bulbo-cav.			
			4 Transv. pr.			
			5 Relev. anal.			
			6 Sphincter.			
....	....	2 Psoas-iliaque.	....	....	....	....
			7 Grand fessier.			
			8 Moy. fessier.			
			9 Petit fessier.			
			10 Pyram. du b.			
			11 Jumeau sup.			
			12 Obturat. int.			
			13 Jumeau inf.			
	1 Obturateur ext.	....	....			
	....	....	14 Carré crural.			
....	2 Droit interne.	3 Couturier.	....	1 Demi-tendin.	....	....
	....	....	15 Tens. du f. l.	....		
	....	....	....	2 Demi-memb.		
	....	....	....	3 Biceps.		
	....	4 Triceps crural.	....	....		

Suite et fin des MUSCLES ANIMÉS PAR LES PLEXUS LOMBAIRE & SACRÉ.

PLEXUS LOMBAIRE			PLEXUS SACRÉ			
2 BRANCHES ABDOMINO-GÉNITALES (*6 muscles*).	NERF OBTURATEUR (*6 muscles*).	NERF CRURAL (*6 muscles*).	BRANCHES COLLATÉRALES (*15 muscles*).	GRAND NERF SCIATIQUE (*4 muscles*).	SCIATIQUE POPLITÉ INTERNE (*25 muscles*).	SCIATIQUE POPLITÉ EXTERNE (*7 muscles*).
	3 Pectiné. 4 1er adducteur. 5 2e adducteur. 6 3e adducteur.	5 Pectiné. 6 1er adducteur.	. . . .	4 3e adducteur.		
. . . .	. . . .	. . . .	. . . .	. . . .	1 Tricepssural. 2 Poplité. 3 Long fléch. des orteils. 4 Long fléch. du gros ort. 5 Jambier post.	. . . .
. . . .	. . . .	. . . .	. . . .	. . . .	. . . .	1 Lg péron. lat. 2 Ct péron. lat. 3 Péron. ant. 4 Ext. des ort. 5 Ext. du gr. o. 6 Jambier ant. 7 Pédieux.
. . . .	. . . .	. . . .	. . . .	. . . .	6 Abd. du gr. o. 7 Court fléch. du gros ort. 8 Add. obl. du gros orteil. 9 Add. transv du gros ort. 10 Abd. du petit orteil. 11 Fléchisseur du petit ort. 12 4 Inter. dors. 13 3 Inter. pl. 14 4 Lombric. 15 Court fléch. des orteils. 16 Accessoire.	. . . .

MUSCLES ANIMÉS PAR LES NERFS CRANIENS

3e PAIRE	4e PAIRE	5e PAIRE	6e PAIRE	7e PAIRE	9e PAIRE	10e PAIRE	11e PAIRE	12e PAIRE
OCULO-MOT. COMMUN (5 *muscles*).	PATHÉTIQUE. (*1 m.*).	TRIJUMEAU MAXILL. INF. (*7 muscles*).	OCUL-MOT EXTERNE (*1 m.*).	FACIAL (*35 muscles*).	GLOSSO-PHARYNGIEN (*3 muscles*).	PNEUMO-GASTRIQUE (*11 muscles*).	SPINAL (*8 muscles*).	GRAND HYPOGLOSSE (*11 muscles*).
1 Releveur palp.	. . . .	. . . .	. . . .	. . . .	. . . .	. . . .	. . . .	. . . .
2 Dt supérieur.								
3 Droit interne.								
4 Dt inférieur.								
. . . .	. . . .	. . . .	Dr ext.					
5 Petit oblique.	. . . .	. . . .	. . . .					
. . . .	Gd. obl.	. . . .	. . . .		. . . .	. . . .	. . . .	. . . .
. . . .	. . . .	1 Masséter.	. . . .	. . . .				
		2 Temporal.						
		3 Ptérygoïdien externe.						
		4 Ptérygoïdien interne.						
		5 Digastrique (*Ventre ant.*).	. . . .	1 Digastrique (*Ventre post.*)	1 Digastrique.			
. . . .	. . . .	. . . .	. . . .	2 Stylo-hyoïdien	2 Stylo-hyoïdien	. . . .	. . . .	. . . .
. . . .	. . . .	. . . .	. . . .	3 Stylo-glosse.	. . . .	. . . .	. . . .	1 Hyo-glosse.
. . . .				. . . .	. . . .	. . . .	. . . .	2 Génio-glosse.
				4 Staphylo gl.	. . . .	1 Pharyngo-gl.	. . . .	. . . .
				. . . .				3 Amygdalo-gl.
								4 Lingual sup.
								5 Lingual inf.
								6 Lingual tr.
								7 Lingual vertical.
					3 Stylo-phar.	. . . .	. . . .	. . . .
. . . .	. . . .	. . . .	. . . .	5 Stylo-phar.		2 Constr. sup.		
						3 Constr. moy.		
						4 Constr. inf.		

Suite des MUSCLES ANIMÉS PAR LES NERFS CRANIENS

3e PAIRE	4e PAIRE	5e PAIRE	6e PAIRE	7e PAIRE	9e PAIRE	10e PAIRE	11e PAIRE	12e PAIRE
OCULO-MOT. COMMUN *(5 muscles).*	PATHÉTIQUE. *(1 m.).*	TRIJUMEAU MAXILL. INF. *(7 muscles).*	OCUL-MOT EXTERNE *(1 m).*	FACIAL *(35 muscles).*	GLOSSO-PHARYNGIEN *(8 muscles).*	PNEUMO-GASTRIQUE *(11 muscles).*	SPINAL *(8 muscles).*	GRAND HYPOGLOSSE *(11 muscles).*
						5 Pharyngo-staphylin.		
				6 Palato-staphylin.				
				7 Péristaphylin interne.				
		6 Péristaphylin externe.		8 Péristaphylin externe.				
				9 Muscle du marteau.				
				10 Muscle de l'étrier.				
						6 Crico-thyroïdien.	1 Crico-thyroïdien.	
						7 Crico-arytén. latéral.	2 Crico-arytén. latéral.	
						8 Crico-arytén. postérieur.	3 Crico-arytén. postérieur.	
						9 Aryténoïdien.	4 Aryténoïdien.	
						10 Thyro-arytén.	5 Thyro-arytén.	
						11 Aryténo-épiglottique.	6 Aryténo-épiglottique.	
							7 Trapèze	
							8 Sterno-cléido-mastoïdien.	
								8 Sterno-thyroïdien.
								9 Sterno-cléido-hyoïdien.
								10 Scapulo-hyoïdien.
		7 Mylo-hyoïdien						
								11 Génio-hyoïdien.

Suite et fin des MUSCLES ANIMÉS PAR LES NERFS CRANIENS

3e PAIRE	4e PAIRE	5e PAIRE	6e PAIRE	7e PAIRE	9e PAIRE	10e PAIRE	11e PAIRE	12e PAIRE
OCULO-MOT. COMMUN (*5 muscles*).	PATHÉTIQUE. (*1 m.*).	TRIJUMEAU MAXILL. INF. (*7 muscles*).	OCUL-MOT EXTERNE (*1 m.*).	FACIAL (*35 muscles*).	GLOSSO-PHARYNGIEN ([illegible] *muscles*).	PNEUMO-GASTRIQUE (*11 muscles*).	SPINAL (*8 muscles*).	GRAND HYPOGLOSSE (*11 muscles*).
				11 Occipital.				
				12 Auricul. post.				
				13 Auricul. sup.				
				14 Auricul. ant.				
				15 Temporal superficiel.				
				16 Frontal.				
				17 Sourcilier.				
				18 Orbic. palp.				
				19 Pyramidal.				
				20 Gd zygomat.				
				21 Pt zygomat.				
				22 Relev. superf.				
				23 Relev. prof.				
				24 Canin.				
				25 Transverse du nez.				
				26 Dilat. du nez.				
				27 Myrtiforme.				
				28 Buccinateur.				
				29 Orbiculaire des lèvres.				
				30 Triangulaire des lèvres.				
				31 Carré du menton.				
				32 Houppe du menton.				
				33 Transv. du menton.				
				34 Risorius.				
				35 Peaucier.				

CERVEAU

21 CIRCONVOLUTIONS PRINCIPALES

Face externe (14 *circonvolutions*) :

- 4 FRONTALES : 1, 2, 3 Antéro-post. ; 4 Ascendante.
- 4 PARIÉTALES : 1 Ascendante. ; 2 Lobule Pariétal sup. ; 3 Lobule Pariétal inf. ; 4 Lob. du Pli courbe.
- 3 OCCIPITALES.
- 3 TEMPORALES.

Face inféro-interne (7 *circonvolutions*) :

- 2 TEMPORO-OCCIPITALES : 1 Lobule Fusiforme. ; 2 Lobule Lingual.
- 1 OCCIPITALE : Lobule Occipital interne (*Coin*).
- 1 PARIÉTALE : Lobule Quadrilatère (*Avant-coin*).
- 1 FRONTO-PARIÉTALE. Lobule Paracentral.
- 2 FRONTALES : 1 Marginale. ; 2 Calleuse.

---

21 circonvolutions :

- 6 FRONTALES : 4 Externes. ; 2 Internes.
- 1 FRONTO-PARIÉTALE. Interne.
- 5 PARIÉTALES : 4 Externes. ; 1 Interne.
- 4 OCCIPITALES : 3 Externes. ; 1 Interne.
- 2 TEMPORO-OCCIPITALES. Inférieures.
- 3 TEMPORALES. Externes.

9 SCISSURES PRINCIPALES

LEURS LIMITES

Face externe (*5 Scissures*) :	1 Scissure de Sylvius.	a. Fronto-pariétales. b. Temporales.
	2 Sillon de Rolando.	a. Frontale ascendante. b. Pariétale ascendante.
	3 Scissure Perpendiculaire externe.	a. Lobule Pariétal supérieur. b. 1re Occipitale.
	4 Scissure Interpariétale.	a. Lobule Pariétal supérieur. b. Lobules Pariétal inférieur et du Pli courbe.
	5 Scissure Parallèle.	a. 1re Temporale. b. 2e Temporale.
Face interne (*4 Scissures*) :	1 Scissure Calloso-Marginale.	a. Marginale. b. Calleuse.
	2 Scissure Fronto-pariétale interne.	a. Lobule Paracentral. b. Lobule Quadrilatère (*Avant-Coin*).
	3 Scissure Perpendiculaire interne.	a. Lobule Quadrilatère. b. Coin.
	4 Fissure Calcarine.	a. Coin. b. Lobule Lingual.

TROUS ET CANAUX DE LA TÊTE [illegible] [illegible] QUI LES TRAVERSENT

	NERFS, MUSCLES, LIGAMENTS	[illegible] DES NERFS	VAISSEAUX	LEUR ORIGINE OU LEUR TERMINAISON
1 Trous de la lame criblée	Nerf Olfactif,	[illegible] paire.	Artère Ethmoïdale ant., (Nasale interne),	Ophthalmique, Carotide interne.
	Nerf Nasal interne,	[illegible] Ophthalmique, 5e p.	Artère Ethmoïdale post.,	Ophthalmique.
2 Fente ethmoïdale	Nerf Ethmoïdal,	Nasal interne.	Br. artérielle,	Ethmoïdale antér.
3 Trou optique	Nerf Optique,	[illegible] paire.	A. Ophthalmique.	. . . .
4 Fente sphénoïdale	N. Oculo-moteur commun,	[illegible] paire.	Br. artérielle,	Méningée moyenne, Maxillaire interne, Carotide externe.
	N. Pathétique,	[illegible] paire.		
	N. Ophthalmique de Willis,	[illegible] paire.		
	N. Oculo-moteur externe,	[illegible] paire.		
	Rac. Sympathique du ganglion Ophthalmique,	[illegible] Plexus Caverneux.	Veine Ophthalmique,	Sinus Caverneux.
5 Trou grand rond	N. Maxillaire supérieur,	[illegible] paire.	A. Petite méningée,	Maxillaire interne.
6 Trou ovale	N. Maxillaire inférieur,	[illegible] paire.	V. Petites méningées.	
7 Trou petit rond	. . . .	. . . .	A. Méningée moyenne. V. Méningées moyennes.	
8 Trou voisin du précédent	N. Petit Pétreux superf.,	[illegible] paire.	. . . .	. . . .
	N. Petit Pétreux profond,	[illegible] de Jacobson, 9e p.	. . . .	. . . .
9 Canal vidien	N. Grand Pétreux superf.,	[illegible] paire.	A. Vidienne,	Maxillaire interne.
	N. Grand Pétreux profond,	[illegible] de Jacobson.		
	Rac. Symp. du ganglion Sphéno-palatin,	[illegible] Plexus Carotidien.	V. Vidiennes.	
10 Trou déchiré antérieur	Nerf Vidien,	[illegible] Grand Pétreux sup. [illegible] Grand Pétreux prof. [illegible] Sympathique du g. Sphéno-palatin.	Br. artérielle,	Pharyngienne infér., Carotide externe.
11 Trompe d'Eustache	N. de la trompe,	[illegible] de Jacobson.	. . . .	. . . .
12 Canal sus-jacent à la trompe	Muscle du marteau,	. . . .	. . . .	. . . .
13 Canal de la pyramide	Muscle de l'étrier,	. . . .	. . . .	. . . .

Suite des TROUS ET CANAUX DE LA TÊTE — ORGANES QUI LES TRAVERSENT

	NERFS, MUSCLES, LIGAMENTS	ORIGINE DES NERFS	VAISSEAUX	LEUR ORIGINE OU LEUR TERMINAISON
14 Hiatus de Fallope	*N. Grand Pétreux super[ficiel]* *N. Grand Pétreux pro[fond]*		*A. du nerf Facial,*	Méningée moyenne.
15 Conduit parallèle à cet hiatus	*N. Petit Pétreux superf[iciel]* *N. Petit Pétreux profond*			
16 Conduit auditif interne	*N. Facial,* *N. Intermédiaire de Wrisberg,* *N. Auditif,*	7e paire. 7e paire. 8e paire.	*A. acoustique,*	Vertébrale, Sous-clav.
17 Trou du bord supérieur du rocher			*Br. artérielle,*	Pharyngienne infér.
18 Canal du vestibule			*Br. artérielle,* *Br. veineuses allant au*	Pharyngienne infér. Sinus Pétreux infér.
19 Canal du limaçon			*Br. artérielle,* *Br. veineuses,*	Pharyngienne infér. Jugulaire externe.
20 Canal de la fosse jugulaire	*Anastomose entre 7e et 10e paires.*			
21 Scissure de Glaser	*Ex-muscle ext. du mart[eau]*		*A. Tympanique,*	Maxillaire interne.
22 Canal sus-jacent à la scissure	*Corde du tympan,*	7e paire.		
23 Canal carotidien	*Plexus Carotidien,*	Ganglion cervical sup.	*A. Carotide interne.*	
24 Canal du nerf de Jacobson	*R. de Jacobson.*			
25 Trou sur paroi postérieure du canal carotidien	*Anastomose entre Jacobson et plexus carotidien.*			
26 Trou-stylo-mastoïdien	*Nerf Facial.*		*A. Stylo-mastoïdienne,* *V. Stylo-mastoïdienne.*	Auriculaire postér., Carotide externe.
27 Trou mastoïdien			*A. Mastoïdienne,* *V. Mastoïdienne,*	Occipitale, Carotide externe. Sinus Latéral.
28 Trou pariétal			*A. Pariétale,* *V. Pariétale,*	Temporale superficielle, Carotide ext. Sinus Longit. supér.

Suite et fin des TROUS ET CANAUX DE LA TÊTE, ORGANES QUI LES TRAVERSENT

	NERFS, MUSCLES LIGAMENTS	ORIGINE DES NERFS	VAISSEAUX	LEUR ORIGINE OU LEUR TERMINAISON
29 Trou déchiré postérieur	*N. Glosso-pharyngien,*	[illegible] paire.	*A. méningienne,*	Pharyngienne infér.,
	N. Pneumo-gastrique,	10e paire	*Veine Jugulaire interne,*	Tronc Brachio-céph. Veine-Cave supér.
	N. Spinal,	11e paire	*V. reliant sinus Pétreux inférieur à*	Jugulaire interne.
30 Trou condylien antérieur	*N. Grand Hypoglosse,*	12e paire	*A. méningienne,* *V. Condylienne antér.*	Pharyngienne infér. Jugulaire interne.
31 Trou condylien postérieur	. . . .	. . . .	*Anastomose entre veine Cervicale profonde et*	Sinus Latéral.
32 Trou occipital	*Bulbe rachidien.* *N. Spinal.*	. . . .	*Artère Vertébrale.*	
33 Trou orbitaire interne antérieur	*Nerf Nasal interne,*	Ophthalmique	*A. Ethmoïdale antér.*	. . . .
34 Trou orbitaire interne postérieur	*Filet nerveux méningien,*	5e paire	*A. Ethmoïdale post.*	. . . .
35 Trou sphéno-palatin	*N. Sphéno-palatin,*	G. Sphéno-palatin	*A. Sphéno-palatine,*	Maxillaire interne.
36 Canal ptérygo-palatin	*N. Pharyngien de Bock* (Ptérygo-palatin),	G. Sphéno-palatin.	*A. Ptérygo-palatine.,* *V. Ptérygo-palatines.*	Maxillaire interne.
37 Canal palatin postérieur	*Grand nerf palatin,*	G. Sphéno-palatin.	*A. Palatine supérieure,*	Maxillaire interne.
38 Premier canal palatin accessoire	*N. Palatin moyen,*	G. Sphéno-palatin.	*Br. de la Palatine sup.*	. . . .
39 Deuxième canal palatin accessoire	*N. Palatin postérieur,*	G. Sphéno-palatin.	*Br. de la Palatine sup.*	. . . .
40 Canal palatin antérieur	*N. Naso-palatin,*	G. Sphéno-palatin.	*A. Naso-palatine,*	Sphéno-palatine.
41 Fente sphéno-maxillaire	*N. Maxillaire supérieur,*	. . . .	*A. Sous-orbitaire,*	Maxillaire interne.
42 Canaux alvéolaires	*N. Dentaires postéro-sup.*	Maxillaire supérieur.	*A. Alvéolaire,*	Maxillaire interne.
43 Canal malaire	*N. Temporo-malaire,*	Orbitaire, Maxillaire supérieur.	*A. Malaire,*	Lacrymale, Ophthalmique.
44 Canal et trou sous-orbitaires	*N. Sous-orbitaire,*	Maxillaire supérieur.	*A. Sous-orbitaire.*	. . . .
45 Canal dentaire antéro-supérieur	*N. Dentaire antéro-sup.,*	Maxillaire supérieur.	. . . .	. . . .
46 Canal dentaire inférieur	*N. Dentaire inférieur,*	Maxillaire inférieur.	*A. Dentaire inférieure,*	Maxillaire interne.
47 Trou mentonnier	*N. Mentonnier,*	Dentaire inférieur.	*A. Mentonnière,*	Dentaire inférieure.

TABLE DES MATIÈRES

SQUELETTE

RÉGIONS MUSCULAIRES

INSERTIONS MUSCULAIRES

Membre thoracique

Membre abdominal

Tronc

Tête

Larynx

Langue :

Tableaux synoptiques généraux

Muscles par ordre alphabétique

INSERTIONS LIGAMENTEUSES

Membre thoracique

Membre abdominal

Tronc

Tête

ARTÈRES

VEINES

LYMPHATIQUES

NERFS

Nerfs rachidiens

Nerfs crâniens

Grand Sympathique

Tableaux synoptiques généraux

CERVEAU

TROUS ET CANAUX DE LA TÊTE

Paris. — Imp. G. Rougier et Cie, 1, rue Cassette.

www.ingramcontent.com/pod-product-compliance
Lightning Source LLC
LaVergne TN
LVHW020530060726
842525LV00004B/1132

* 9 7 8 2 0 1 9 6 2 1 0 7 0 *